La santé décapitée

*Brève histoire de l'avènement
et de la chute du système de soins*

DAVID HEALY

Illustrations de Billiam James

*Traduit de l'anglais par Ariane Denoyel
avec l'aide du Dr Bruno Harlé*

Samizdat Health

Samizdat Health Writer's Co-operative Inc.

Illustration de couverture : *William Petty,* par Isaac Fuller (1606-1672), adapté par Billiam James.

Première édition : 2020

Titre : La santé décapitée - Brève histoire de l'avènement et de la chute du système de soins
(Titre original : The Decapitation of Care: A Short History of the Rise and Fall of Healthcare)

ISBN : 978-1-7770565-2-0

Éditeur : Samizdat Health Writer's Co-operative Inc.

www.davidhealy.org
www.samizdathealth.org

Le caractère du soin est de n'être point forcé.

Il tombe, comme la douce pluie du ciel

Sur le lieu placé au-dessous d'elle. Deux fois béni,

Il est bon à celui qui donne et à celui qui reçoit.

D'après Shakespeare
(dans la traduction de François Guizot, 1863)

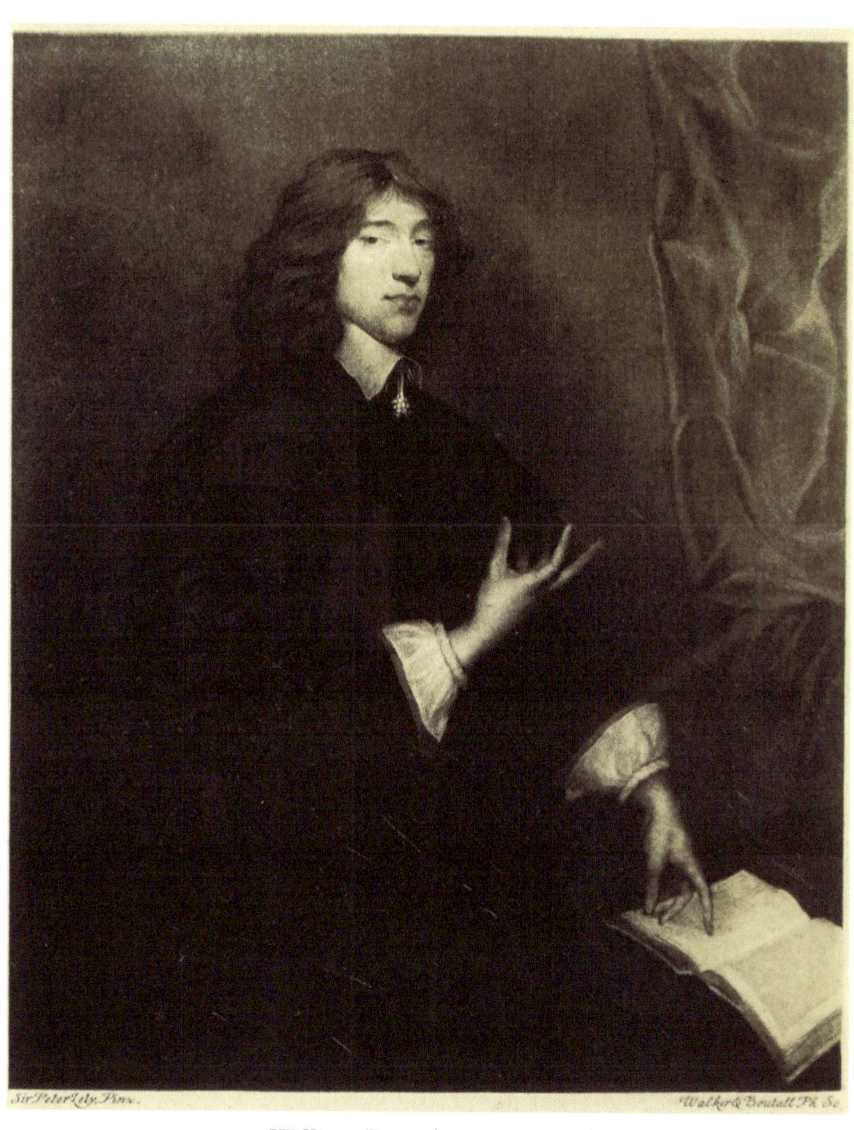

William Petty (sans son crâne)

TABLE DES MATIÈRES

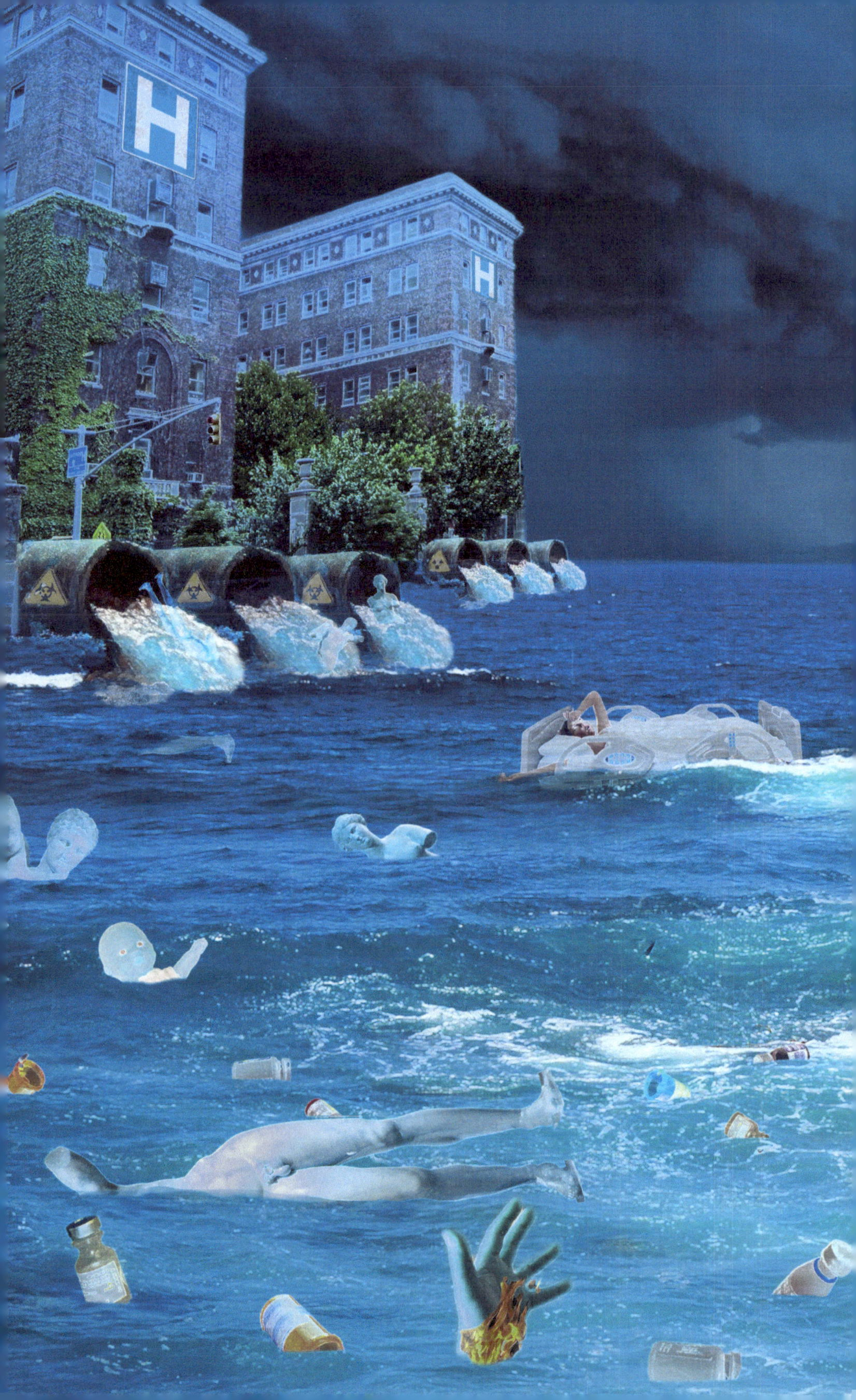

L'avènement et la chute du système de soins

Depuis le XIXe siècle, les progrès de la médecine ont permis à notre espérance de vie d'augmenter régulièrement, d'abord dans les pays occidentaux, puis dans le reste du monde. Depuis 2014 toutefois, l'espérance de vie aux États-Unis diminue. Les enfants nés en 2019 en Grande-Bretagne vivront trois ans de moins que ce que l'on estimait auparavant. Dans beaucoup de pays industrialisés, la hausse de l'espérance de vie s'est arrêtée. Un phénomène aussi préoccupant que le réchauffement climatique.

On ne devrait pas s'en étonner. Depuis trois décennies, le domaine où se concentrent le plus de *fake news,* en n'importe quel point du globe, est celui des médicaments prescrits par nos médecins. Les articles scientifiques à leur sujet sont signés par des personnes qui n'en sont pas les vrais auteurs. Les journaux médicaux sont donc remplis d'« auteurs-fantômes ». Personne, pas même les agences du médicament, n'a accès aux données issues des essais cliniques auxquels tout le monde se réfère pour nous faire absorber des traitements.

Alors que, voici 30 ans, seuls quelques-uns d'entre nous prenaient un traitement – généralement un médicament par jour – presque la moitié des personnes âgées de plus de 40 ans avalent désormais au moins trois médicaments, sept jours sur sept. Chez les enfants et les adolescents aussi, le recours aux médicaments ne cesse d'augmenter. La chute de l'espérance de vie semblait dès lors inévitable. Car prendre plus de cinq médicaments par jour expose à un risque accru d'hospitalisation et de décès.

Dans le même temps, le climat au sein de ce qui était autrefois l'organisation des soins est devenu glacial.

Les récents « Printemps arabes » ont été désignés ainsi en référence au « Printemps des peuples » de 1848. Cette année-là, les soulèvements qui se produisirent en Europe incitèrent Marx et Engels à hâter la parution de leur *Manifeste du parti communiste*. Dans ce court ouvrage, les auteurs décrivaient le « Mouvement des enclosures » – l'accaparement des terres communes par certains propriétaires terriens en Angleterre, à partir du XVIe siècle – comme une étape-clé dans l'accumulation du capital. Détenir des terres était source de richesse et de pouvoir. La grande majorité de la population subsistait grâce au travail de cette terre. Or, en 1848, la richesse pouvait aussi provenir des industries. Et le transfert d'une partie de la main-d'œuvre vers les usines formait une nouvelle classe ouvrière.

Aujourd'hui, peu d'entre nous sont employés par les secteurs primaire et secondaire. La principale source de richesse et de pouvoir est désormais la technique – à la fois les « technologies » au sens matériel et les « techniques » comportementales. Le développement des réseaux sociaux constitue une manifestation de cette évolution.

C'est en matière de médecine que le pouvoir et les limites des technologies modernes apparaissent le plus clairement. En particulier pour ce qui concerne les médicaments, car ils combinent désormais technologies physiques et techniques comportementales. C'est dans ce domaine que nous pouvons le mieux évaluer si nos techniques et le pouvoir qu'elles confèrent sont à notre service et à celui de notre environnement ou si, au contraire, elles nous asservissent et détériorent le monde qui nous entoure.

Transférer le débat sur le pouvoir et la richesse du champ politico-économique au champ médical rend plus tangibles, plus quotidiennes, ces questions de vie et de mort. Le néomédicalisme, qui a présidé à la transformation de notre organisation des soins en système de santé, éclaire également les aspects politiques du néolibéralisme.

On peut établir un parallèle entre la chute de notre espérance de vie, conjuguée à la détérioration des services de santé, et la catastrophe climatique doublée de l'asphyxie de nos océans par les déchets plastiques. Savoir que l'immensité vierge de l'Arctique est contaminée nous inquiète, bien sûr. Mais nous sommes plus directement et plus personnellement affectés par des effets indésirables graves de médicaments, chez nous comme chez ceux que nous aimons. Si notre vie ou celle de nos proches s'en trouve raccourcie, nous sommes sans doute plus incités à agir. Le moteur qui nous permettrait de changer notre monde plutôt que de se contenter de l'analyser se trouve peut-être là.

Les origines de la technique médicale

Les technologies et les outils sont apparus avant les sources historiques. Tout comme les prémices des techniques comportementales – par exemple l'usage de la force pour exercer une forme de contrôle. Et les médicaments sont des outils encore plus anciens que l'argent.

Jusqu'à une époque récente, la Nature s'est montrée indifférente à nos activités économiques. Avant même de subir les effets du changement climatique, nous avons dû faire face à des épidémies et à des fléaux. L'Europe a subi la peste pendant un millénaire, puis la rougeole et la variole ont décimé les populations indigènes des Amériques… et accru la fortune de l'Europe.

Un siècle avant le Mouvement des enclosures, une technologie nouvelle, l'imprimerie, a favorisé de profonds changements sociaux. Cette innovation a rendu le savoir accessible à un plus grand nombre de personnes, préfigurant l'économie de la connaissance – relevons, à ce propos, à quel point le terme de « connaissance » s'avère ambigu.

En 1649, Charles Ier, le dernier monarque absolu qui régna sur des terres de langue anglaise, fut décapité. Si Cromwell put obtenir la tête du souverain, c'est notamment parce qu'il disposait de la New Model Army. Une armée constituée de soldats professionnels – une main-d'œuvre rendue disponible par les enclosures, la réorganisation des terres donnant naissance à une agriculture plus efficace – opérant selon des techniques inédites.

L'exécution de Charles Ier remit en question la façon de gouverner et la manière dont chacun se gouverne. Charles Ier, s'exprimant depuis l'échafaud, et Thomas Hobbes professèrent qu'abandonné à lui-même, le peuple se rendrait l'existence plus courte, plus brutale et plus cruelle. Il lui fallait un pouvoir supérieur pour le diriger. Depuis, tous les gouvernements, jusqu'à nos technocraties modernes, ont embrassé ce principe. Si un jour l'intelligence artificielle devient omniprésente, si la technique prend le pouvoir, nous assisterons au retour de l'absolutisme.

Au XVIIe siècle émergea par ailleurs une réflexion sur la façon dont chacun d'entre nous gouverne sa vie. Alors que la tête de Charles Ier tombait sur l'échafaud, à Oxford, le Dr Thomas Willis révolutionnait l'étude du cerveau en l'envisageant comme le chef d'orchestre du corps – on pensait auparavant que cette fonction était occupée par le cœur. Willis jeta ainsi les bases des neurosciences. L'un de ses étudiants, le Dr John Locke, compara plus tard le cerveau à une machine fonctionnant par associations, ce qui donna naissance à la psychologie et aux techniques comportementales. À leur tour, celles-ci permirent l'émergence du libéralisme, puis la montée en puissance des réseaux sociaux.

Quelques mois après l'exécution de Charles Ier, Cromwell, financé notamment par un certain Dr William Petty, envahit l'Irlande. Petty, un autre membre du groupe d'Oxford, procéda à un recensement de la population irlandaise et de ses ressources, avant de mettre en œuvre de nouvelles politiques économiques. Il fut ainsi le premier à calculer le produit national d'un pays (l'ancêtre du PIB), à faire instaurer un accord de libre-échange entre deux États (l'Irlande et l'Angleterre) et à postuler que la richesse d'une nation provenait davantage de sa population que de ses terres.

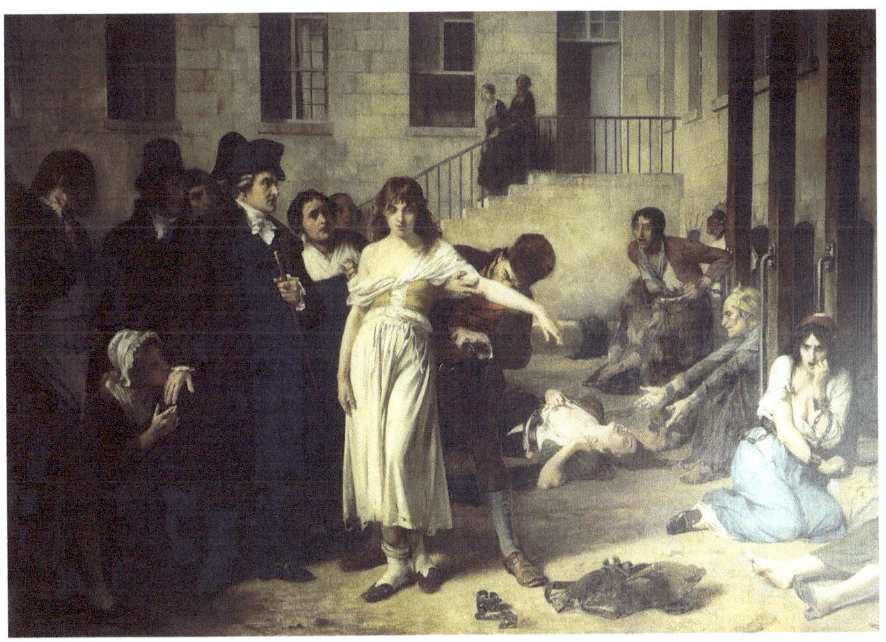

Pinel délivrant les aliénées à la Salpêtrière en 1795, par Tony Robert-Fleury (1876). Dans cette scène, Pinel ordonne que soient libérées de leurs chaînes les femmes aliénées de cet asile psychiatrique parisien.

En 1660, Petty se pencha, avec John Graunt, sur les bulletins de mortalité de Londres et de Dublin. À partir de ces outils démographiques, il eut l'idée d'un « produit de santé national ». Il fut également le premier à suggérer d'évaluer un traitement en fonction de ses résultats plutôt que de ses fondements théoriques, marquant ainsi les débuts de la « médecine fondée sur les preuves ».

Jusqu'en 1660, l'économie et la médecine relevaient du champ de la philosophie morale. Petty a participé à leur affranchissement. Il considérait ses propres travaux comme faisant partie de la « médecine politique » et plaidait en faveur d'un gouvernement émanant du peuple.

Ces nouveaux modèles économiques et de santé publique fondèrent le libéralisme et entraînèrent le remplacement de la théorie des humeurs, qui régnait en médecine depuis deux millénaires, par une médecine empirique.

En 1789 débuta la Révolution française. Le roi Louis XVI fut décapité en 1793 par une guillotine, une méthode d'exécution nouvelle, tellement efficace que nombre de témoins se demandèrent si la tête ainsi tranchée ne continuait pas à penser et à ressentir pendant quelques instants (il semble que ce soit le cas). La Révolution et l'invention de la guillotine étaient des conséquences du libéralisme et de la médecine.

Philippe Pinel, l'un des créateurs de ce qu'on appelle aujourd'hui la méthode anatomo-clinique (ou méthode anatomo-pathologique), assista à l'exécution du roi. Cette méthode se développa à Paris à la fin du XVIIIe siècle et au début du XIXe. Elle établissait des liens entre des maladies distinctes et des inconforts spécifiques de la « machinerie » du corps. Elle ne postulait pour autant pas que tous les inconforts provenaient de maladies. Ces dernières ne trouvaient pas leur origine dans quelque défaut du tempérament, dans les ambiguïtés morales d'une profession ou dans un caprice de la Providence. Le défi, pour le clinicien, était de reconnaître le mécanisme à l'œuvre : des dires de ce patient, de ce que je vois, sens, ressens et palpe de lui, puis-je détecter une désorganisation sous-jacente de ses fonctions biologiques ?

Jusqu'à une date récente, ce que nous considérons comme une organisation des soins moderne reposait sur trois piliers. Elle exigeait d'abord des lieux rassemblant une population assez dense, donc des villes, afin de déceler des récurrences. Il fallait ensuite jeter des ponts entre les observations cliniques réalisées sur des sujets vivants et les connaissances tirées des autopsies – cela fut facilité par de nouveaux outils comme le stéthoscope et par une maladie adaptée à ce type de raisonnement : la tuberculose. Enfin, un état d'esprit plus empirique était nécessaire, qui accepterait d'évaluer la pertinence des traitements en fonction de leurs résultats, à la suite de Pinel.

Cette médecine-là recourait à des techniques et à des pratiques auparavant inusitées. Une technique s'avère plus puissante qu'un paradigme ; c'est une façon de procéder qui peut survivre à plusieurs paradigmes successifs. Les techniques forment le socle des systèmes qui soutiennent nos existences et nous servent de gagne-pain. Comme la guillotine et les armes à feu, elles tendent à s'universaliser, sauf si un mécanisme en apparence plus efficace vient à les remplacer.

Depuis 1800, la technique a déterminé l'histoire médicale. En observant le passé, on croit distinguer dans ce mouvement une influence libératrice, peut-être parce que nous sommes conditionnés à considérer l'Histoire comme une avancée vers le progrès. Ou parce que les techniques qui fonctionnent créent des emplois. Mais si l'on se projette dans l'avenir, on peut concevoir quelques inquiétudes. Les nouvelles techniques médicales ont augmenté l'espérance de vie et donné naissance à ce qu'on appelle aujourd'hui les systèmes de santé.

À Paris, dans la décennie précédant 1848, la même approche empirique appliquée à une zone densément peuplée a permis de cartographier les épidémies et de poser les bases de la médecine de santé publique. À cette époque, les médecins français qui se consacraient à la santé publique formaient une classe révolutionnaire. Leurs travaux portant sur les maladies professionnelles, sur la pauvreté et sur l'inégalité comme facteurs de dégradation de la santé ont alimenté les revendications des révolutionnaires.

Dans toute l'Europe, des médecins montèrent sur les barricades. Parmi eux, Rudolf Virchow avait été envoyé en Silésie par le gouvernement prussien pour étudier une épidémie de typhus. Il en était revenu en professant que la médecine était une science sociale et que la politique n'était rien de plus que de la médecine à grande échelle. Ce que Virchow a décrit des conditions de vie en Silésie recoupe précisément les descriptions de la classe ouvrière anglaise naissante qu'on retrouve chez Friedrich Engels, William Duncan et Charles Dickens. Ces témoignages ont alimenté la rédaction du *Manifeste du parti communiste*. On considère celui-ci généralement comme un livre d'économie politique, mais il s'agit tout autant d'un ouvrage de médecine politique.

Virchow, que l'on pourrait qualifier de progressiste, Marx et Engels préconisaient les mêmes solutions aux problèmes de santé publique : étendre le droit de vote, améliorer l'éducation et abolir la féodalité. Tous trois estimaient que l'État était appelé à disparaître dès lors que les gouvernements procéderaient de la volonté populaire. Pour Marx et Engels, les travailleurs formaient la classe révolutionnaire ; pour Virchow, les médecins devaient se trouver aux avant-postes de la révolution.

Lors de l'unification de l'Allemagne en 1871, Bismarck, premier chancelier du nouvel État, était bien conscient des influences révolutionnaires présentes au sein du corps médical. Déterminé à éviter toute alliance entre médecine et socialisme, il savait que les assurances avaient facilité le développement de certains secteurs : exploitation de nouvelles routes commerciales plus dangereuses, tourisme, emplois industriels à haut risque, etc. Le chancelier décida donc de consolider le socle du jeune État-nation allemand grâce à l'assurance-santé. C'est ainsi que l'Allemagne fut le premier pays au monde à se doter d'un système de santé national. Ce qui posa les fondations d'une véritable médecine d'État, dans la mesure où les médecins devaient s'inscrire comme tels dans le système afin d'avoir le droit de pratiquer. La médecine concourait ainsi à renforcer l'ordre établi ; elle faisait peu à peu partie de l'establishment.

Au même moment, un groupe de médecins proches de Robert Koch inventa la bactériologie en recourant à des colorants de synthèse. Ces substances servirent également de base à la pharmacologie moderne. L'émergence de ces deux disciplines fut perçue comme la promesse de traitements universels.

Au XXe siècle, les critiques de la biomédecine ont jugé que la bactériologie – terme alors utilisé dans le sens d'un traitement antibiotique – avait été bien peu efficace pour réduire la mortalité liée à la tuberculose. Moins efficace, en tout cas, que les mesures sociales. New York fut la ville qui mena l'offensive la plus remarquable contre la maladie, sous l'égide d'Hermann Biggs, dans les années 1890. Or, l'impressionnant succès de Biggs reposait sur son adhésion aux théories des bactériologistes sur les origines et la nature de la tuberculose.

On présente souvent le triomphe de la bactériologie et de la médecine clinique de cette époque comme un complot mené par une « mafia médicale » soutenue par de puissants gouvernements et d'influentes fondations. La bactériologie a contribué à légitimer la méthode anatomo-pathologique mais c'est sans doute en raison du fait que, dans son sillage, de nombreux emplois de plombiers, de peintres et de brasseurs furent créés, ainsi que des postes dans l'industrie chimique (désinfectants) et dans la publicité (réclames pour les nouveaux sanitaires, pour les désinfectants et pour les produits destinés à l'hygiène des aliments).

Beaucoup de non-médecins trouvaient leur intérêt à répandre dans les foyers les idées de Pasteur et de Koch. Il arrive fréquemment que certaines vues soient balayées par l'Histoire parce que les idées concurrentes entraînent davantage de créations d'emplois. Le triomphe des secondes ne prouve d'ailleurs pas leur validité, comme on l'a vu avec le cholestérol.

À la même époque, une force encore plus puissante que la bactériologie commençait néanmoins à exercer une influence majeure sur la médecine.

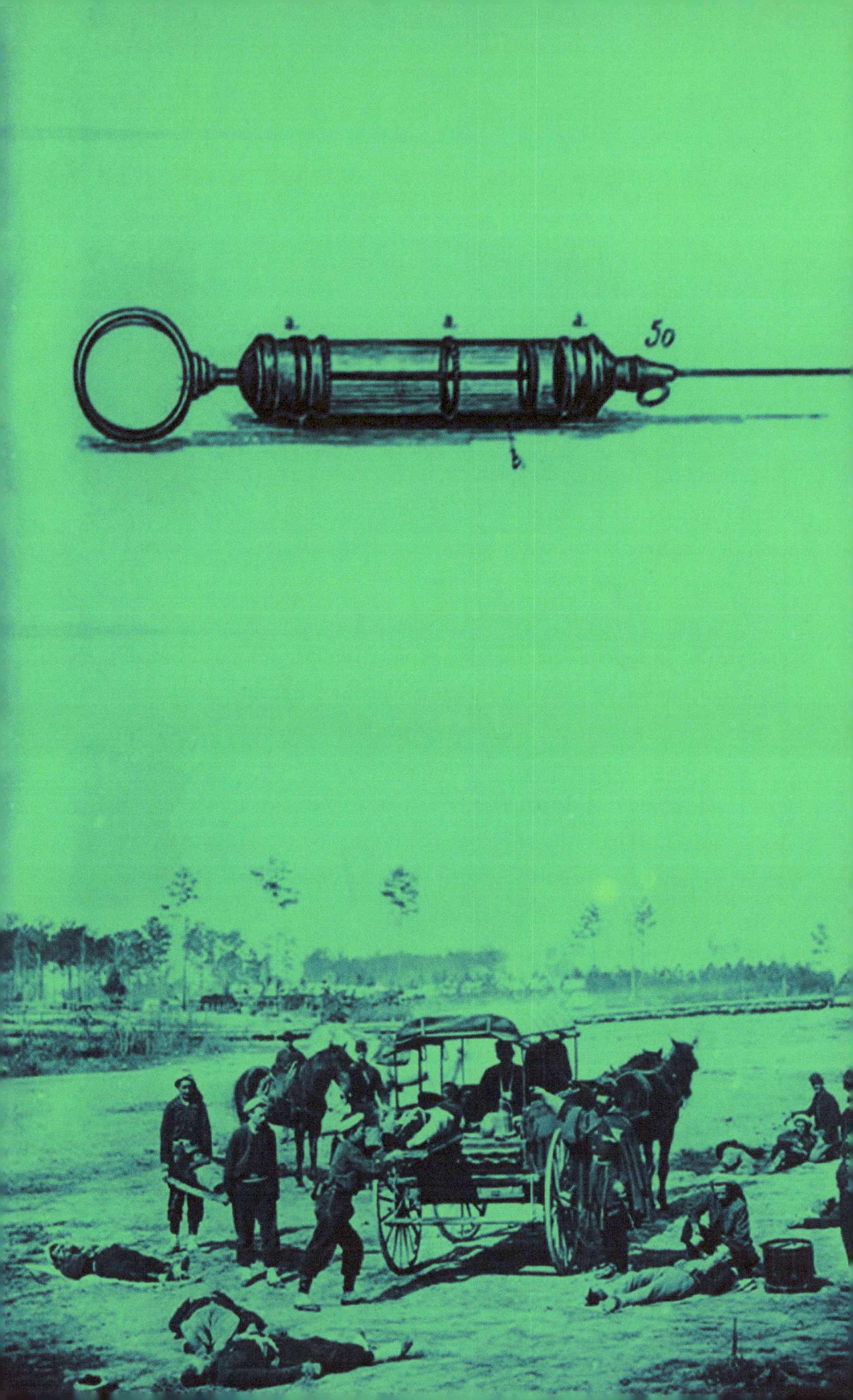

La médecine militaire

La médecine américaine du XIXe siècle est souvent dépeinte comme peu avancée. Les jeunes médecins n'allaient-ils pas parfaire leur formation à Paris et à Berlin ? Pourtant, c'est à Boston que l'on inventa l'anesthésie. Cette technique souleva une question : la fin – un meilleur résultat du point de vue chirurgical – justifiait-elle les moyens, c'est-à-dire l'emploi d'une procédure qui pouvait s'avérer fatale ? Il fut collectivement décidé que oui.

Cela entraîna un développement fulgurant des techniques chirurgicales durant la guerre de Sécession. Le Nord, victorieux, s'était appuyé sur une logistique médicale efficace. Jonathan Letterman avait mis en place des unités de premiers soins sur les champs de bataille, créé un service d'ambulances et signé les premières conventions avec la Croix-Rouge. Il instaura un triage au sein des hôpitaux de campagne et un réseau d'hôpitaux derrière les lignes de front. Tant ces hôpitaux que le triage intégraient des procédés innovants pour assurer de bonnes conditions d'hygiène.

Les nouvelles armes causant des blessures d'un nouveau type, d'autres techniques chirurgicales apparurent. On se mit à utiliser le plâtre de Paris pour immobiliser les membres fracturés, ainsi qu'une analgésie plus efficace grâce à un outil tout juste inventé : la seringue hypodermique. Du côté des Confédérés, Julian Chisholm, confronté à des difficultés d'approvisionnement, inventa une technique d'inhalation qui réduisit de 90 % la quantité de chloroforme nécessaire à l'anesthésie.

Malgré ces avancées, les soldats moururent davantage de maladies comme la dysenterie et la typhoïde que sous le feu de l'ennemi. Comme dans toutes les guerres qui avaient précédé celle-ci. Car dans la tragédie que constituent toujours les conflits armés, on distingue systématiquement les décès liés à des pathologies de ceux résultant des combats. Selon ce critère, les premiers à mener une guerre « réussie » furent les Japonais qui, dans le conflit qui les opposa aux Russes en 1904, recoururent à des méthodes d'origine américaine, importées via l'Allemagne.

La guerre de Sécession entraîna une prise de conscience : il fallait que, dans les villes, les hôpitaux soient correctement répartis afin que les accidentés puissent être pris en charge rapidement grâce à un scrvice d'ambulances. Il était nécessaire de développer un service destiné aux blessés – ce qui deviendra plus tard les urgences. On devait également former la population aux premiers secours. Qu'elle soit biologique ou sociale, publique ou privée, la médecine contribua bien moins que la guerre à forger l'offre de santé urbaine, composante centrale de nos systèmes de santé actuels.

Avec la Grande Guerre apparurent la chirurgie orthopédique, la réadaptation fonctionnelle, les prothèses, la chirurgie plastique – la future chirurgie esthétique – les unités mobiles de radiographie et les transfusions sanguines.

Aujourd'hui encore, les militaires, et particulièrement l'armée des États-Unis, développent de nouvelles technologies médicales, surtout en matière de chirurgie : chirurgie robotisée, à distance, participation croissante à des programmes de vaccination, etc.

La Grande Guerre a sans doute permis l'avènement de Freud et du trauma. Avant la guerre, un trauma était une blessure physique ; l'approche psychodynamique selon Freud n'était qu'une vision parmi de nombreuses autres. Les personnes atteintes de névrose de guerre (parfois désignée par le terme « obusite »), affection que l'on appellerait de nos jours syndrome de stress post-traumatique, étaient traitées plus efficacement par des approches comportementales différentes. Pourtant, c'est la psychanalyse de Freud qui s'imposa après la guerre.

Peut-être faut-il y voir la main d'Edward Bernays, neveu de Freud, qui contribua à la naissance du secteur des « public relations » (agences de communication) ? Très tôt, les Américains avaient pris conscience du potentiel du cinématographe, autour duquel une industrie voyait le jour à Hollywood. Le socle d'une industrie de la propagande se constituait. Cette dernière est largement restée, depuis, au service des intérêts militaires et du *nudging*, cette incitation à adopter un comportement donné.

Avant la Grande Guerre, les femmes engagées dans l'organisation des soins étaient essentiellement des infirmières. En 1918, elles dirigeaient de nombreux hôpitaux européens et pratiquaient la chirurgie derrière les lignes, tandis que les hommes devenaient hystériques sur le champ de bataille, ce que l'on ne croyait pas possible auparavant. Notre vision des genres et des rôles qu'on leur assigne changea radicalement.

La guerre favorisa le développement de la médecine préventive, créée par Sara Josephine Baker à New York en 1908. Baker avait démontré qu'en assurant, avant et après la naissance, une alimentation équilibrée et de bonnes conditions d'hygiène aux mères et aux bébés, on diminuait considérablement la mortalité infantile. Les soins prodigués aux femmes et aux enfants visèrent dès lors à renforcer leur résistance individuelle. Baker releva qu'il mourait plus de soldats dans les berceaux que sur les champs de bataille européens, ce qui incita de nombreux pays à devenir aussi natalistes que l'Église catholique.

À l'époque où Charles Ier fut décapité, on considérait que la Providence faisait advenir l'Histoire. Dans les deux siècles et demi qui suivirent, on attribua ce rôle aux « grands hommes » et à leur génie. À la fin de la Grande Guerre, il fallut se rendre à l'évidence : la technologie – et plus précisément, le pouvoir qu'elle confère à ceux qui détiennent les outils les plus efficaces – était le principal moteur de l'Histoire.

Toute technologie comporte des risques. À commencer par les risques inhérents à l'anesthésie, aux médicaments, aux armes à feu et aux smartphones. De la chirurgie esthétique au dosage des lipides sanguins, les technologies nous font consommer, même sans incitants publicitaires pour nous affirmer que « je le vaux bien ». Elles nous placent, en quelque sorte, dans la ligne de mire : elles fonctionnent ; par conséquent, un échec signifie que quelqu'un a commis une erreur. Une tragédie liée à une arme ou à un médicament sera qualifiée d'accident, dont nous serons responsables, alors qu'il était en fait inévitable qu'un problème surgisse.

Juste avant la Grande Guerre, l'American Medical Association (AMA) se prononçait pour une assurance-santé universelle. À l'issue du conflit, cependant, sa position sur le sujet changea. En partie parce qu'en 1920, les États-Unis comptaient davantage d'hôpitaux que l'ensemble des autres pays du monde. Ces établissements se consacraient à la chirurgie, pas à la médecine. Et aujourd'hui, les Américains ont plus de dispositifs médicaux dans le corps que le reste de l'humanité. Dans les années 1930, pour tenter de mieux se sortir de la Grande Dépression, les hôpitaux américains lancèrent des assurances-santé privées. L'absence d'assurance-santé universelle aux États-Unis résulte donc, en partie, de la guerre de Sécession.

Autre conséquence : l'épidémie de consommation d'opiacés autour de 1900. Elle fut favorisée par l'administration de morphine par seringue hypodermique durant la guerre de Sécession. Cela conduisit à une nouvelle politique médicale consistant à ne délivrer certains médicaments que sur prescription.

Dans le même temps, la dictature de la propreté induite par les avancées de la bactériologie provoqua le remplacement des papiers-peints par des peintures au plomb, ce qui déclencha une vague de déficiences mentales chez les enfants (et peut-être l'épidémie de schizophrénie des XIXe et XXe siècles). Le souci excessif de propreté contribua aussi, sans doute, à l'épidémie de polio, avec le premier foyer important observé à New York en 1916.

La planification centralisée de la médecine

Les travaux de Max Weber n'évoquent ni la santé ni la médecine, alors que, à l'instar de Marx, Weber souffrait d'une constitution précaire et mourut prématurément. Dans un célèbre discours de 1919, Weber écrivit que les hommes politiques et les docteurs avaient en commun de devoir parfois passer par un mal pour obtenir un résultat positif – comme dans le cas de l'anesthésie. Comme si les hommes politiques devaient contraindre leur pays à prendre un médicament… Il nota aussi qu'une bureaucratie de plus en plus envahissante opérait derrière le personnel politique et que cette dérive risquait à terme de tous nous emprisonner dans une cage d'acier.

Les années 1920 apportèrent la médecine préventive, qui ajouta un échelon de bureaucratie à la santé publique. Pour les personnes qui y travaillaient, la nation pouvait se comparer à un jardin dans lequel il convenait de favoriser la croissance des pousses saines et d'arracher les mauvaises herbes susceptibles de contaminer les autres. Ces idées s'incarnèrent dans le mouvement eugéniste qui mit en œuvre des stérilisations et considéra les mères comme un maillon faible potentiel dans la préservation de la souche nationale.

La manifestation la plus marquée de cette tendance toucha les pays germanophones entre 1937 et 1943, années au cours desquelles un grand nombre de personnes atteintes de déficiences mentales – dont de nombreux enfants – et des patients souffrant de pathologies mentales furent éliminés. Ce processus, dont le but était de renforcer le *Volk*, précéda l'anéantissement des étrangers, également perçus comme pervertissant le *Volk*. Tout cela prit la forme d'une politique planifiée et centralisée, imposée d'en haut.

À la même époque, les firmes pharmaceutiques allemandes produisirent le Prontosil, un sulfamide doté de propriétés antibiotiques. Ce fut le premier médicament-miracle. Vinrent ensuite la pénicilline, la streptomycine, la tétracycline et les autres antibiotiques. Les sulfamides menèrent aussi aux diurétiques, aux antihypertenseurs et aux hypoglycémiants. Puis ce fut le tour des psychotropes, des stéroïdes et des autres hormones, des contraceptifs oraux et des chimiothérapies. Une campagne de collecte aboutit aux États-Unis à la création d'un vaccin contre la poliomyélite, ouvrant la voie à d'autres vaccinations.

Ces nouveaux produits bouleversèrent l'industrie pharmaceutique. Les firmes américaines connurent une intégration verticale : elles produisaient leurs propres molécules, en assuraient la promotion et la vente, puis en engrangeaient les bénéfices. Le secteur qui, jusqu'en 1950, pesait un poids négligeable, devint en une décennie le plus profitable du pays. La force de son marketing commençait à surpasser celle de toutes les autres industries.

Dans le même temps, un programme de recherche fondamentale, financé par le gouvernement américain via les NIH (National Institutes of Health), posa les fondations de ce qui devint plus tard la biomédecine, particulièrement en matière de neurosciences. Puisque les infections semblaient désormais sous contrôle, l'attention se porta sur les maladies non transmissibles : accidents vasculaires cérébraux, infarctus et cancer. L'identification de facteurs de risque tels que l'obésité et le tabagisme, associée aux premières transplantations cardiaques au milieu des années 1960, parut ouvrir la voie à des traitements pour toutes ces pathologies.

Le développement fulgurant de cette science biomédicale, dans les années 1950, se déroulait dans un contexte remarquablement ouvert. De nombreux livres étaient consacrés aux effets indésirables des nouveaux médicaments-miracles, de la médecine du travail, de l'impact des pesticides et d'autres innovations sur l'environnement.

À la fin de la Seconde Guerre mondiale parut l'ouvrage de Friedrich Hayek, *La Route de la servitude*, qui mettait en garde contre le « virus » de la planification centralisatrice et les dangers qu'il faisait courir aux libertés humaines, à la culture et à la science. Hayek prônait un retour sans délai au libéralisme du Royaume-Uni et des États-Unis du XIXe siècle… bien que ces deux pays, aux yeux de l'économiste, n'eussent pas totalement échappé au « virus » de la planification centralisatrice. Hayek n'évoque toutefois pas la médecine, malgré la place considérable que la planification centralisatrice y occupe.

Peu d'auteurs jugeaient alors possible un retour aux libertés du XIXe siècle. Les économies modernes, tout comme la médecine moderne, étaient devenues trop complexes. Au vu du modèle allemand – en dépit de la défaite du pays – et de l'expérience américaine de la Seconde Guerre mondiale, extrêmement planifiée et impliquant une économie dirigée, la planification de l'économie apparaissait comme le meilleur pari pour l'avenir. Les Américains de retour du front s'inscrivirent à l'université pour être formés à une nouvelle science : le management (les MBA).

Cette époque vit aussi l'invention de la cybernétique, encouragée par des fondations américaines dont le but était plus social que médical. La science de l'informatique et les flux d'informations auxquels elle a donné naissance avaient pour figure de proue Norbert Wiener. Ce mathématicien s'intéressait aux boucles de rétroaction, que ce soit pour les thermostats, les ordinateurs ou l'homéostasie. Les boucles de ce genre peuvent paraître unidimensionnelles, mais leur agrégation permet de créer l'apparence d'une carte organisationnelle. En couplant cet outil à des évaluations de performance bien choisies et à des comparaisons par rapport aux standards, Wiener fonda la théorie des systèmes. Cette dernière posa à son tour les fondations de la nouvelle science du management, qui valorisait la pensée opératoire. Ses tenants assuraient que la cybernétique pouvait expliquer comment – et pourquoi – les économies de marché fonctionnaient.

Juste avant son décès en 1964, Wiener écrivit que la pensée opératoire convenait à des systèmes simples et clos mais pas aux opérations humaines, plus complexes. Car il s'agit alors de systèmes ouverts au sein desquels les notions de choix et de responsabilité s'avèrent critiques. Nous devons garder cette donnée en tête lorsque nous interagissons avec des systèmes clos auxquels nous abandonnons notre responsabilité. Wiener entrevit le danger que recelait le développement de ce qu'on appelle aujourd'hui l'intelligence artificielle ultime et que l'on pourrait tout aussi bien nommer la technologie ultime.

Les tensions sociales s'exacerbèrent progressivement dans les années d'après-guerre. D'une part, on observait un enrichissement croissant auquel beaucoup aspiraient – un phénomène décrit par John Kenneth Galbraith dans son livre *L'Ère de l'opulence* (1958). D'autre part, une certaine inquiétude envers le poids de la conformité et le pouvoir du management s'exprimait dans des livres tels que *L'Homme de l'organisation* de William H. Whyte et *Le Nouvel État industriel* de Galbraith. On pouvait y lire que les grandes entreprises créaient le désir pour vendre leurs marchandises plutôt que de satisfaire nos besoins. Alors même que se révélaient les totalitarismes d'Europe de l'Est, on parlait d'un totalitarisme occidental plus subtil et plus efficace encore, opéré par des bureaucrates rebaptisés « managers ».

Ces tensions se traduisirent aussi par des analyses très divergentes des innovations biomédicales. Pour beaucoup, l'abondance de nouveaux médicaments et procédures, à l'instar du programme spatial, marquaient le franchissement de nouvelles frontières. Pour d'autres, ces développements donnaient prise au contrôle comportemental. Michel Foucault puis Ivan Illich dénoncèrent une médicalisation asservissante plutôt que libératrice et un regard médical déshumanisant.

Herbert Marcuse, dans *L'Homme unidimensionnel*, décrivit comment nous étions en train de tourner le dos à la philosophie pour embrasser la pensée opératoire ou instrumentale. Une façon de favoriser l'action au détriment de la pensée. Il releva l'importance croissante des chiffres, laquelle se traduisait, au sein de l'« industrie culturelle », par le fait que si les films Disney attiraient davantage de monde que les pièces de Shakespeare, Hollywood produirait du Disney plutôt que du Shakespeare.

En matière de médecine aussi, les chiffres se mirent à occuper le devant de la scène : pour la pression sanguine, pour le taux de sucre sanguin et le cholestérol, ainsi que pour situer les personnes sur des échelles d'évaluation comportementales. Auparavant, il importait, du point de vue clinique, de distinguer les hypertensions bénignes des malignes et la mélancolie caractérisée du stress réactionnel. Par la suite, l'existence de traitements qui pouvaient faire varier ces chiffres dans le sens souhaité incita les soignants à donner un traitement plutôt qu'à rechercher les causes du problème.

Dans les années 1930, nombre de facultés de médecine américaines avaient imposé des quotas pour restreindre l'accès des étudiants juifs. C'est ainsi que George Rosen, qui n'avait pu entamer ses études à New York, partit s'inscrire à Berlin, où il entendit parler de Rudolf Virchow et de

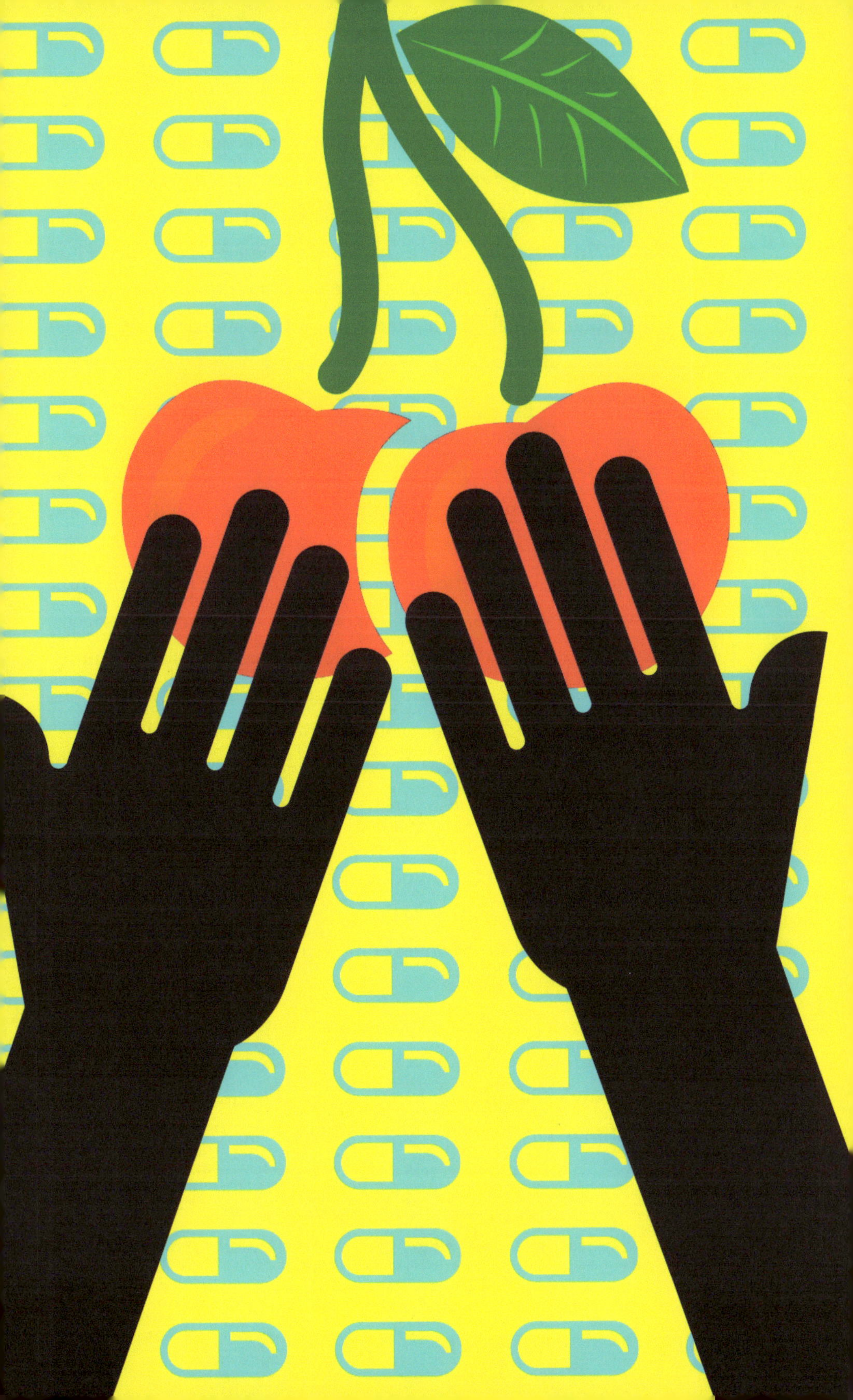

son idée selon laquelle la politique n'était rien de plus que de la médecine à grande échelle. Dans le livre d'histoire de la santé publique que Rosen publia en 1958, il présenta Virchow comme un saint patron de la médecine sociale. Cela contribua à creuser un fossé entre biomédecine et médecine sociale. Dans les faits, Virchow avait insisté sur l'importance de la cellule comme siège fondamental des maladies, une notion qui constituait la clé de voûte de la biomédecine. Et il s'était opposé à la plupart des développements de la médecine sociale, telles que l'assurance-santé. Le clivage artificiel opéré par Rosen entre la « mauvaise » biomédecine et la « bonne » médecine sociale faussa profondément le raisonnement et contribua à masquer le rôle du pouvoir et de la technique dans l'évolution de la médecine, tant biologique que sociale.

C'est en psychiatrie que cette opposition se manifesta le plus fortement. Dans les années 1960, le LSD sembla remettre en question l'ordre social. Les contraceptifs oraux modifièrent considérablement les relations entre les sexes, tandis que les tranquillisants autorisèrent une désinhibition. En 1968, cependant, les étudiants en révolte à Paris firent une razzia dans les bureaux de Jean Delay, découvreur du premier neuroleptique – un homme que l'on peut considérer comme le père de la psychiatrie moderne, puisqu'il inventa la camisole chimique. Les tenants de l'antipsychiatrie déclarèrent que les psychoses relevaient du politique plutôt que de la médecine.

Tandis que les chars écrasaient le Printemps de Prague de 1968, l'Occident réagit aux turbulences politiques et médicales en misant sur la pensée opératoire ou cybernétique.

Depuis les années 1930, le recours aux indicateurs économiques tels que le produit national de Petty ne cessait de se répandre. Or, au milieu des années 1970, dans le Chili d'après le coup d'État, on décida que la quantité de monnaie devait servir de thermostat à l'économie. Cette quantité de monnaie circulant au Chili resterait donc inchangée, quelles qu'en soient les conséquences sur le peuple chilien. Ce monétarisme fut justifié par l'idée que l'argent n'avait pas d'odeur, que l'on soit capitaliste ou socialiste.

Cette pensée opératoire, ce « culte du thermostat », fit irruption en médecine dans l'édition de 1976 du *DSM* (*Manuel diagnostique et statistique des troubles mentaux*). Tout comme on avait décidé, au Chili, de dissocier l'offre de monnaie des besoins des citoyens, on décida qu'un trouble de l'humeur pouvait être qualifié de dépression si, par exemple, le patient remplissait cinq des neuf critères énoncés par le manuel. Et ce, sans tenir le moindre compte des conceptions du monde des chercheurs, en biomédecine ou tournés vers le champ social. On voit bien maintenant que cela revenait à poser un diagnostic de dépression pour une personne qui remplissait des critères parce qu'elle était enceinte ou qu'elle souffrait de la grippe. Ou encore parce qu'elle avait elle-même décidé qu'elle remplissait les critères caractérisant toutes sortes de pathologies. Les critères opérationnels n'ont pas d'odeur. Ils forment le socle du néomédicalisme.

Mutation de la technique pharmaceutique

En 1956, une firme allemande commercialisa un médicament qu'elle présentait comme un somnifère : la thalidomide. Cette molécule, inventée en France, provoquait des malformations fœtales gravissimes et fut à l'origine d'un scandale sanitaire international sans précédent, qui eut des répercussions considérables sur la médecine. Les conséquences en sont encore perceptibles aujourd'hui, notamment parce que l'affaire conduisit, en 1962, à l'adoption d'un amendement au Food, Drug, and Cosmetic Act des États-Unis. Pour déterminer l'efficacité des nouvelles molécules, cet amendement accorda une plus grande importance à une technique récente et encore assez méconnue : les essais cliniques contrôlés randomisés contre placebo (ECR, également connus sous l'acronyme anglais RCT, pour *randomized controlled trial*). Cette initiative fut reprise par d'autres régulateurs à travers le monde. Auparavant, les régulateurs se concentraient surtout sur l'évaluation de la sécurité des traitements.

Le premier ECR avait eu lieu en 1947 et portait sur le recours à la streptomycine pour les patients tuberculeux. L'essai prouva que les ECR fonctionnaient dans leur principe, même s'il passa à côté de nombreux effets que les anciens essais cliniques détectaient. On trouvait quelques défenseurs des ECR à cette époque, parmi lesquels Louis Lasagna, mais changer de méthode de test ne semblait pas prioritaire. En 1956, Lasagna suggéra que les ECR pourraient servir à ajouter un critère de mesure de l'efficacité à l'évaluation du profil d'une substance, avant son approbation par les autorités de régulation. Le scandale de la thalidomide lui donna l'occasion d'inclure cette notion dans le Food, Drug, and Cosmetic Act de 1962.

Personne ne se doutait alors que les ECR – et particulièrement leur fonctionnement centré sur l'efficacité primaire d'une substance – recelaient un potentiel remarquable pour cacher les effets indésirables d'une molécule. Et tandis que les ECR devenaient le passage obligé pour qu'un médicament arrive sur le marché, on n'imaginait pas que l'industrie pourrait s'approprier cette méthode et faire main basse sur les données ainsi collectées. On pensait que, si un tel essai démontrait l'efficacité d'une substance, tous les autres parviendraient au même résultat ; le régulateur fixa donc à deux le nombre d'ECR positifs obligatoires, ignorant ainsi que même si deux ECR pouvaient être positifs, ils pouvaient provenir d'un flot d'essais négatifs. Et que la démonstration d'un bénéfice sur un critère d'efficacité intermédiaire pouvait mener à l'approbation d'un médicament qui tuerait plus qu'il ne sauverait de vies.

En outre, on ne savait pas à quel point les populations testées pouvaient être hétérogènes du point de vue clinique, combien cela pouvait conduire à dissiper les effets du traitement – positifs ou négatifs – dans le « bruit de fond » des résultats, et quel parti les firmes pourraient tirer de ces défauts. Ni que, dans les cas où une pathologie et un médicament produisaient des effets cliniques en apparence similaires, à l'instar des défaillances cardiaques consécutives au diabète ou à la prise d'antidiabétiques, les ECR ne parviendraient pas à établir un distinguo et que cela aussi pouvait servir les intérêts de l'industrie.

En réalité, du point de vue clinique, les ECR sont inutiles. Si un tel essai prouve à des fermiers qu'un fertilisant améliore la récolte dans un champ, ils pourront en déduire qu'il aura un effet bénéfique sur d'autres champs. En médecine, ce n'est pas le cas. Les ECR ne renseignent aucunement le médecin sur l'efficacité de telle ou telle substance sur le patient qui vient consulter.

La plupart des médicaments arrivés sur le marché après 1962 sont, en majorité, moins efficaces que ceux commercialisés avant 1962. Aucun d'entre eux, ou presque, ne sauve des vies. En revanche, la chirurgie a réalisé des avancées notables sans aucun ECR. Pourtant, la discipline, avec son côté précis mais sans nuances, standardisé, tranchant dans le vif, s'y prêterait bien mieux que l'étude d'un présumé médicament-miracle affectant l'ensemble des systèmes constituant notre organisme.

L'imposition des ECR par les régulateurs n'en conduisit pas moins les bureaucrates, entre autres, à affirmer que la science gouvernait désormais leurs décisions. Et que cela entraînait une amélioration des médicaments et une pratique plus rationnelle de la médecine. Dans les années 1980, l'accumulation des ECR mena à l'adoption de recommandations (*guidelines*) reposant largement sur les essais réalisés par l'industrie. Tout cela soustendit l'avènement de la « médecine fondée sur les preuves » (*evidence-based medicine*).

Même si les personnes qui les mettent en œuvre étaient parfaites, les ECR ne seraient qu'une technique. Et, comme toutes les autres techniques, celle-ci est unidimensionnelle et peu encline à se pencher sur ses contradictions internes, surtout quand il s'agit de discerner le bien qui peut ressortir de l'administration d'un poison. Les résultats donnés par les ECR dépendent des intentions qui ont présidé à leur conception. Dès lors, si l'on considère que, quelles que soient les intentions de ceux qui les mènent, ils sont neutres et donnent des résultats valables, on s'engage dans une voie dangereuse pour la santé humaine. Car bien peu d'essais contrôlés randomisés sont menés par des personnes parfaites.

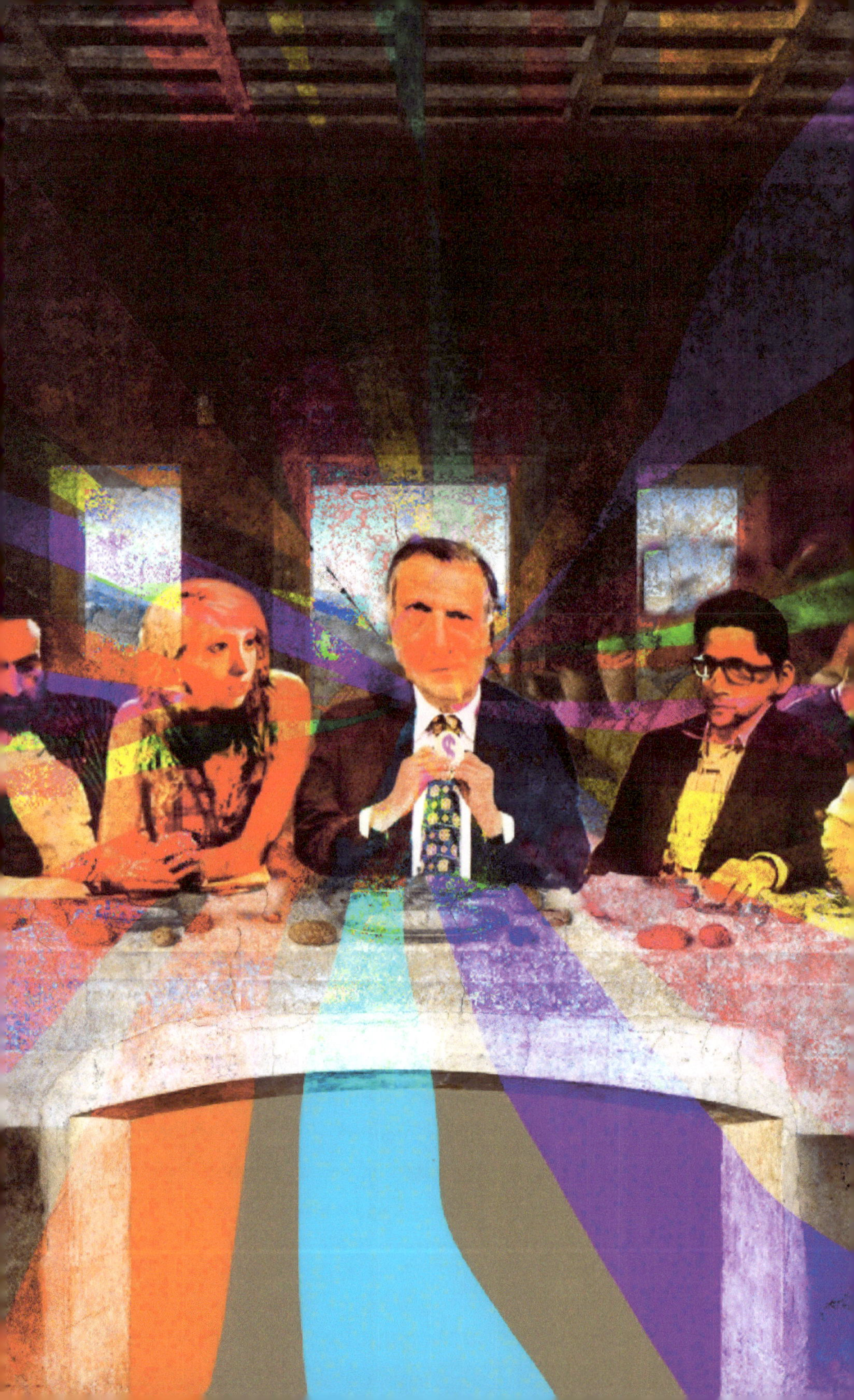

De l'organisation des soins au système de santé

En 1970, le mot « risque » figurait en titre ou dans le résumé de 200 articles académiques. En 1990, ce nombre atteignait 20.000. Auparavant, on ne parlait pas de risques. Et la notion de risque repose sur les chiffres.

En politique et en médecine, la notion de risque a commencé à s'imposer dans les années 1980. Nous avons pris conscience de notre entrée collective dans une « société du risque » lors de la sortie du livre éponyme d'Ulrich Beck en 1991. Il y écrivait que ce n'était plus la Nature qui constituait la principale menace à laquelle nous devions faire face, mais que nous étions devenus la source du plus grand risque, tant vis-à-vis de nous-mêmes que de la Nature. Une tendance centriste, désireuse de trouver une « troisième voie » rompant avec le traditionnel clivage gauche-droite, adopta la notion de gestion du risque.

En médecine, l'attention portée au risque est apparue en 1981 lorsqu'un médecin londonien du nom de Geoffrey Rose affirma que la médecine traditionnelle, en se concentrant sur la maladie, faisait fausse route. Les succès engrangés par l'organisation des soins en matière de santé maternelle et infantile provenaient précisément, selon lui, de leur vision préventive. Tout comme on pouvait sauver davantage de vies en obligeant tout le monde – et pas uniquement les chauffards – à porter une ceinture de sécurité, les politiques de santé devaient considérer l'ensemble de la population plutôt que de se concentrer sur une faible proportion d'individus malades ou jugés « à haut risque ». Afin d'éradiquer les infarctus, la médecine devait traiter toutes les hypertensions, toutes les hypercholestérolémies et toutes les hyperglycémies.

Ce projet de traiter des populations entières fascinait les organismes chargés de la santé publique. Pourtant, donner des médicaments à des personnes qui ne sont pas malades est fondamentalement différent de les inciter à attacher leur ceinture de sécurité, à éviter le tabac et à réduire le sel dans leur alimentation. Personne ne semblait néanmoins troublé à l'idée d'« empoisonner » des centaines de personnes pour (peut-être) éviter une crise cardiaque. Et ce, même après que les essais cliniques eurent mis en évidence une hausse de la mortalité.

La prévention des risques, bientôt rebaptisée « promotion de la santé », nous invita à « gérer » nos risques individuels plutôt que ceux de notre environnement. Les médecins ne protestèrent pas. Bien que quelques mesures d'hygiène de vie fussent recommandées, prévenir les risques signifiait, dans ce cadre, prescrire davantage de médicaments, pas moins. Les gouvernements et les compagnies d'assurance estimèrent que les économies découlant de cette politique justifiaient que l'on imposât des dépistages obligatoires et que l'on dissimulât les informations sur les effets indésirables des traitements, afin de ne pas dissuader les patients de s'y soumettre. Comme pour les vaccins, il semblait plus risqué pour la population de ne pas lui administrer de traitement.

Tout ceci contribua à un changement de paradigme. Là où la médecine soignait traditionnellement des situations de crises potentiellement mortelles, comme les infections, les blessures graves, puis les infarctus, les attaques et le cancer, on passa à une volonté de gestion des maladies chroniques. Les personnes ainsi traitées n'étaient pas malades du point de vue clinique ; elles présentaient juste une légère diminution de la densité osseuse, une respiration un peu sifflante, une tension, une glycémie ou une cholestérolémie un peu élevées.

Quelques années auparavant, en 1976, l'industrie pharmaceutique avait alerté le Congrès des États-Unis : la valorisation boursière de ses entreprises allait bientôt chuter brutalement à cause de la concurrence des génériques. Pour maintenir le cours des actions, il fallait trouver de nouveaux débouchés sur le marché. Or, l'apparition des antihypertenseurs, des hypoglycémiants, des hypolipidémiants et des médicaments contre l'ostéoporose autorisait une application sur une vaste échelle de la « prévention du risque » : on pouvait créer des millions de « malades » prenant à vie plusieurs traitements.

En 1984, le marché américain du médicament pesait un peu plus de 20 milliards de dollars. En 1989, l'antiacide Azantac de GSK fut le premier « blockbuster », nom donné aux molécules dont les ventes dépassent le milliard de dollars annuel. Dix ans plus tard, Pfizer vendait chaque année pour 13 milliards de dollars de son anticholestérol Lipitor (Tahor en France). En 2000, le marketing américain autour des risques du cholestérol mobilisait des budgets plus importants que la totalité des budgets de recherche que les États-Unis consacraient aux démences, à l'autisme, à l'arthrite, à la sclérose en plaques et à toutes les autres maladies « traditionnelles » réunies.

Là où, auparavant, les patients prenaient un seul médicament, on en prescrit aujourd'hui en moyenne sept aux plus de 50 ans. La plupart des ordonnances d'antibiotiques sont établies pour des personnes qui consomment déjà plusieurs molécules : statines, biphosphonates, psychotropes, hypoglycémiants, etc. La sagesse médicale à l'ancienne, plutôt méfiante vis-à-vis des vitamines, des régimes-miracles et autres modes touchant à la santé, s'est entièrement convertie à la gestion du risque.

Cette conversion contribua à la métamorphose de l'organisation des soins en système de santé. À partir des années 1950, dans les pays riches, la demande de main-d'œuvre augmenta dans le secteur des services tandis qu'elle baissait dans l'industrie. Tout comme, un siècle plus tôt, elle s'était détournée du secteur agricole au profit du travail en usine. Ce secteur tertiaire florissant incluait la restauration, l'hôtellerie, la banque, les assurances et, au fil du temps, de plus en plus de services. Dans ce terreau, le management nouveau prit racine.

Avant 1990, la santé n'appartenait pas au secteur tertiaire, parce que traiter une attaque, un infarctus, un cancer ou la folie comporte trop d'incertitudes. On ne pouvait fournir des produits au public, comme dans le reste du secteur des services.

En revanche, traiter une hausse de la pression sanguine ou une baisse de la densité osseuse aboutissait à des résultats de qualité – si l'on entend par là que les résultats sont les mêmes à chaque fois. Cette particularité permit de vendre des services au consommateur. La santé rejoignit donc le secteur tertiaire et accueillit des managers qui pouvaient venir d'industries telles que celles du tabac ou du fast-food.

Cette transition fut facilitée par la généralisation des recommandations (*guidelines*). Avant leur invention, les managers étaient contraints de se fier à la compétence des cliniciens pour chaque traitement d'un patient et pour la structuration des services de soin en général. L'arrivée des recommandations créa un cadre de traitement dont les managers, qu'ils exercent dans le secteur public ou privé, pouvaient imposer le respect. La capacité de discernement du soignant et celle du patient devenaient un risque qu'une nouvelle industrie se chargeait de gérer.

L'industrie pharmaceutique se mit à fournir gratuitement aux médecins des débitmètres de pointe afin d'augmenter le nombre de diagnostics d'asthme et la prescription de médicaments antiasthmatiques. Ils firent de même avec les ostéodensitomètres, sachant bien que la détection de la moindre baisse de densité osseuse mènerait à une ordonnance de biphosphonates. Les formulaires de demande de prise de sang comprirent systématiquement une mesure de la glycémie et du taux de lipides : nous fûmes dès lors tous dépistés sans recueil de notre consentement.

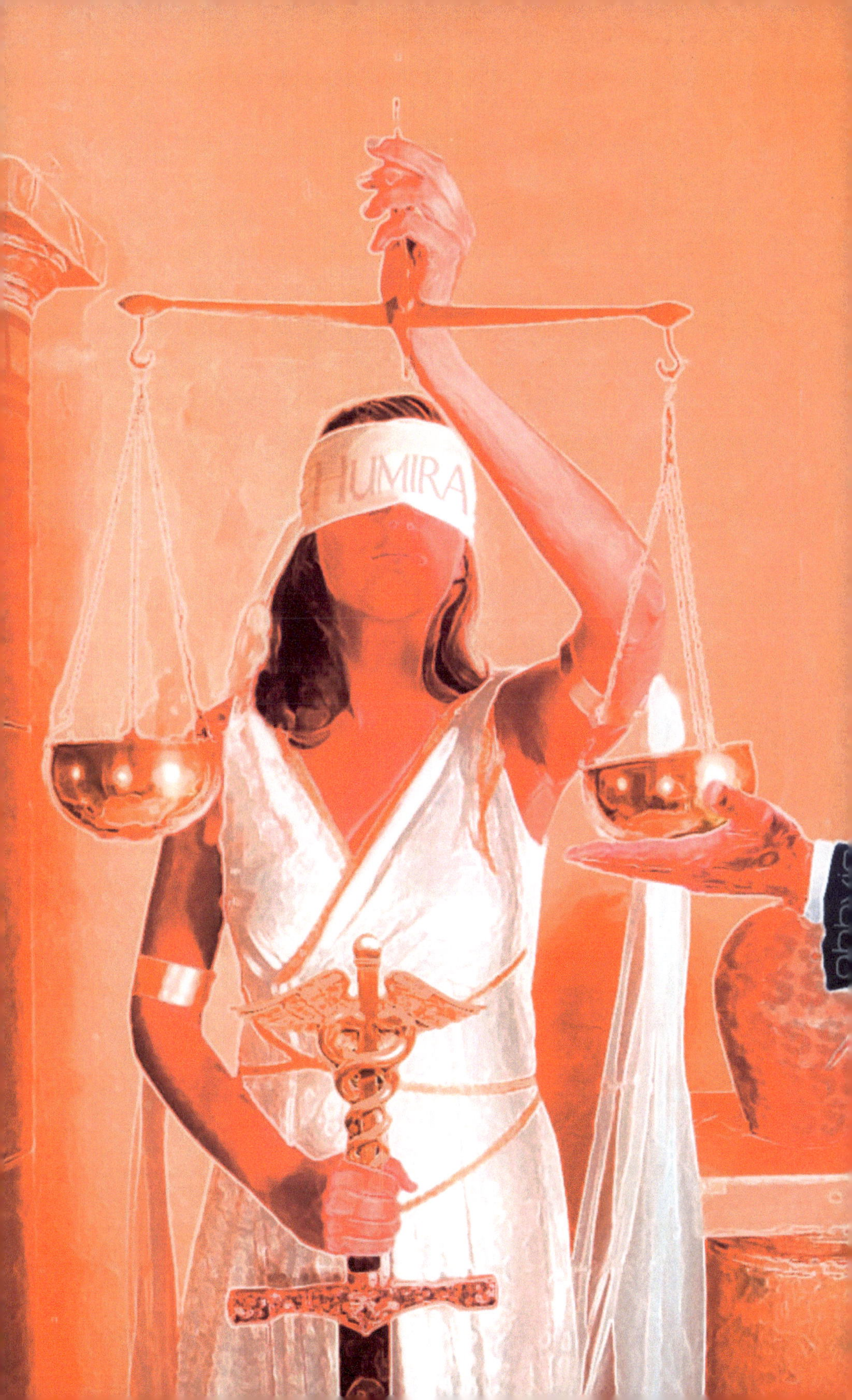
HUMIRA

De nombreuses assurances exigèrent des médecins qu'ils soumettent leurs patients à ce genre de dépistage et qu'ils proposent des traitements à ceux entrant dans des catégories considérées comme à risque.

Malgré l'explosion de ses revenus, l'industrie pharmaceutique pouvait affirmer que ses médicaments ne représentaient pas plus de 10 % des dépenses de santé. C'est parce que la nouvelle politique de prévention des risques entraînait la multiplication des dépistages, suivis de près par les managers et les comptables quand la rentabilité attendue n'était pas au rendez-vous. Au total, le budget consacré au reste de la santé augmenta encore plus que la partie affectée aux médicaments. Le système, dans son ensemble, devint de moins en moins rentable.

Dans les années 1870, l'apparition des pèse-personnes, souvent installés dans les pharmacies, précéda de quelques années une épidémie d'anorexie mentale. Les troubles du comportement alimentaire augmentèrent partout dans le monde, au fur et à mesure que les pèse-personnes conquéraient les domiciles et les pays non-occidentaux. Aujourd'hui encore, l'obsession des mensurations crée les névroses pour lesquelles nous prenons des médicaments. Et la prolifération des applications consacrées à la santé sera à l'origine de nouvelles pandémies.

L'omniprésence de techniques de mesure et le tournant vers le secteur des services, qu'ils soient pharmaceutiques ou psychothérapeutiques, est à l'origine de mal-être et d'inconforts. Et nous sommes arrivés au stade où ce contexte ne peut qu'engendrer une épidémie de troubles de l'identité. En plus des problèmes causés par l'omniprésence des mesures, nous ressentons une pression à nous « améliorer » en recourant à la cosmétique (chirurgie ou pilules). Nous sommes de plus en plus nombreux à revendiquer une forme de neurodiversité – comme l'appartenance au spectre autistique – de fluidité de genre et autres manifestations potentiellement associées à un inconfort. Et à ressentir une impression floue d'avoir été traumatisés. Cette pression du « parce que je le vaux bien » divise la société.

Bénéfice/risque

Dans les années 1960 et 1970, les industries chimique et automobile recouraient à des analyses coût/bénéfice pour tenter de désamorcer les velléités régulatrices – en matière de voitures, de plomb dans les peintures, de produits toxiques dans l'environnement, etc. Calculer le coût de l'ajout de ceintures de sécurité sur chaque véhicule en termes d'emplois perdus était relativement aisé mais on présumait impossible d'évaluer les économies que ces ceintures permettaient de réaliser en termes de vies humaines.

À partir de 1980, les analyses bénéfice/risque des médicaments dévoyèrent complètement les analyses coût/bénéfice. L'industrie pharmaceutique inventa de toutes pièces une économie de la santé pour démontrer que les bénéfices des traitements sauveraient l'économie, alors que les bénéfices découlant de l'obligation de porter la ceinture de sécurité ou d'équiper les automobiles d'airbags étaient impossibles à chiffrer.

La responsabilité de soupeser les risques financiers d'un traitement fut renvoyée vers les patients et les médecins. Dès 1990, le monde entier avait intégré la doxa : les ECR étaient le seul moyen d'évaluer les médicaments. Les données montrant que des patients mouraient étaient dissimulées dans les études menées par l'industrie elle-même. Et en médecine, l'industrie pilotait tous les ECR.

Dans les ECR, on n'évalue pas les bénéfices en termes de vies sauvées ou de personnes capables de reprendre le travail : on mesure des modifications sur des échelles ou des niveaux de cholestérol. À part la trithérapie pour le sida, peu de nouveaux médicaments peuvent faire l'objet d'une analyse bénéfice/risque valable. Les ECR ne sont pas conçus pour détecter les dégâts – sauf les dégâts que l'industrie craint le plus : ceux sur son chiffre d'affaires. Là où des dommages apparaissent, les auteurs-fantômes se chargent de les faire disparaître des études. À partir de 1990, les firmes se rendirent compte que, tant qu'elles pouvaient affirmer que le rapport bénéfice/risque d'une molécule restait favorable, les régulateurs ne pouvaient rien faire. Jusqu'à ce que Merck soit contraint de retirer le Vioxx du marché, les médicaments étaient donc déclarés sûrs, même s'ils provoquaient des attaques cardiaques, du diabète, des suicides et des comportements compulsifs (jeu, désinhibition sexuelle).

Les analyses bénéfice/risque établies à partir des ECR fonctionnèrent comme un bulldozer écrasant tant les régulateurs que les médias. Et cela continuera jusqu'à ce que l'espérance de vie chute et que quelqu'un se décide à en déterminer les vraies raisons.

Dans ce monde à l'envers, le critère d'efficacité ajouté à la FDA en 1962 vaut de l'or. Le principe de précaution convient aux firmes pharmaceutiques puisqu'en traitant, on réduit les risques. Dans un monde dangereux, mieux vaut recourir à l'arme nucléaire que de réfléchir à équilibrer les risques. Dans tous les autres domaines, les régulateurs veulent maximiser la sécurité. Personne au sein de la SEC (le gendarme américain de la Bourse) ni parmi les instances de régulation du transport aérien n'établit de recommandations pour une efficacité accrue : leur préoccupation est de rendre plus sûrs les investissements et le trafic aérien. La notion de sécurité routière paraît évidente, pas celle d'efficacité routière. À l'inverse, ce critère d'efficacité rend les médicaments de confort plus précieux, aux yeux de l'industrie, que les traitements qui sauvent des vies.

Ce marché rappelle le pays des Merveilles de la petite Alice. Les patients abîmés par une molécule et les médecins que les méthodes de marketing inquiètent sont traités comme des ennemis du peuple par les autres patients et médecins. Les personnes sous antidépresseurs à qui le docteur déclare : « Vous ne devriez pas prendre ce traitement » croient que leur pathologie n'est pas prise au sérieux. Certains patients regardent avec suspicion les médecins qui prescrivent des statines. Cela arrive sans même que l'industrie pharmaceutique intervienne : les ECR fournissent l'information qui transforme des produits chimiques en médicaments. Puisque les ECR font disparaître le risque, médecins et patients réagissent de façon rationnelle : ils défendent la molécule en reprochant à ceux qui l'attaquent de refuser la raison et la science.

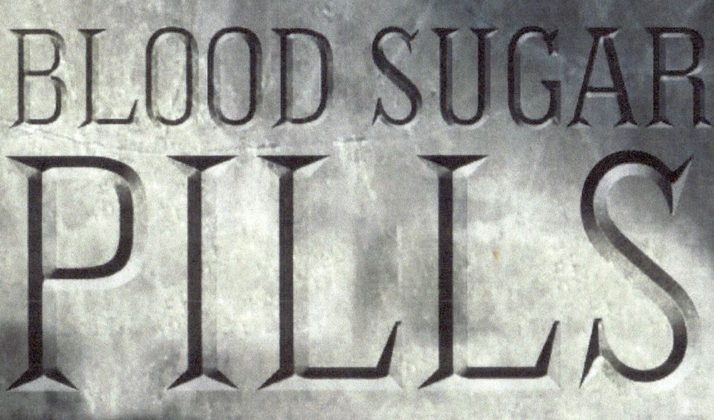

BLOOD SUGAR
PILLS
DIABETES DRUG AVANDIA
REDUCES BLOOD SUGAR AND
LIFE EXPECTANCY. LINKED
TO 83,000 HEART ATTACK DEATHS

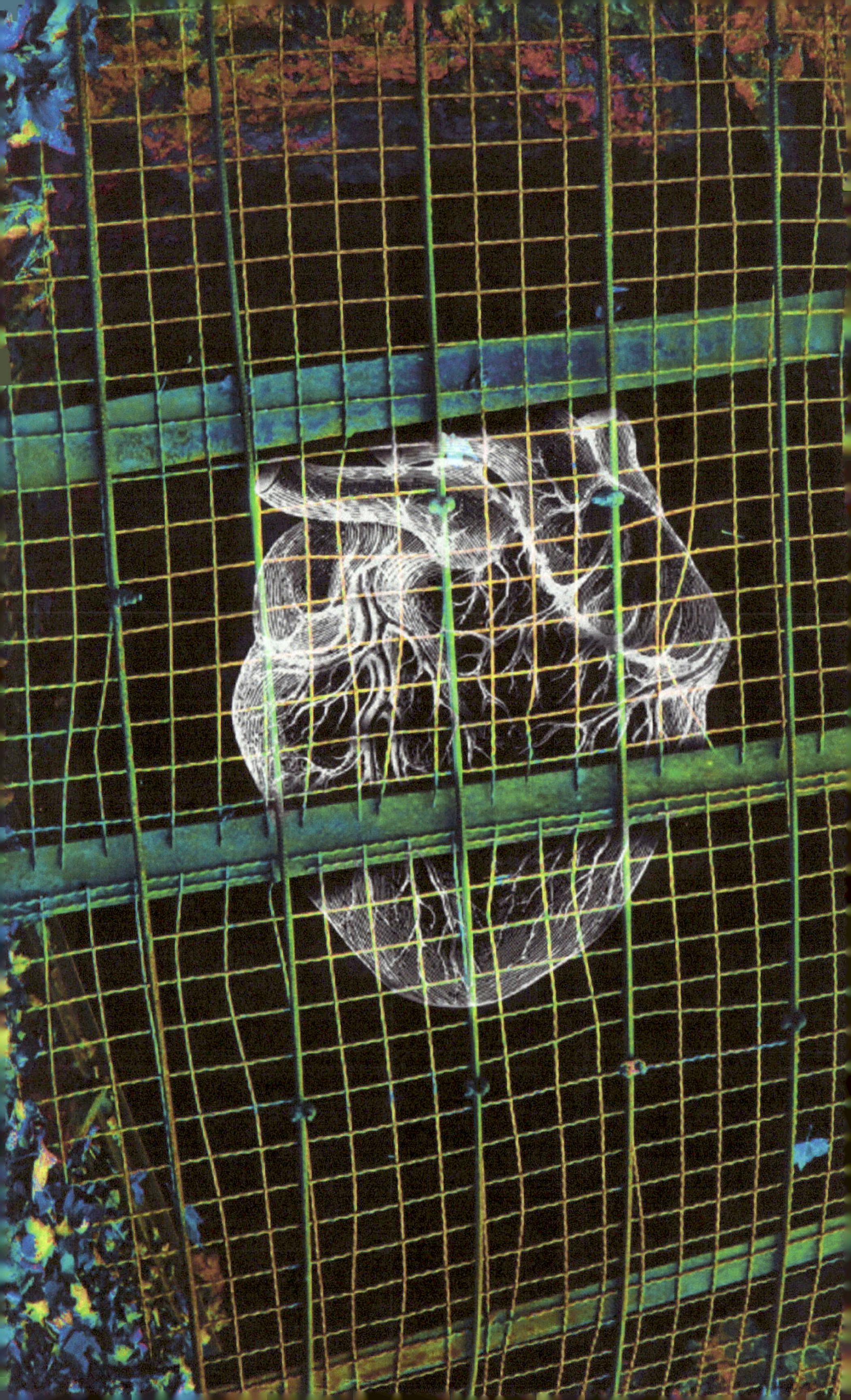

Pourtant, si nous suivons toutes les recommandations de réduction des risques, nous augmentons de façon exponentielle le risque de tuer ou de blesser des personnes, puisque prendre cinq médicaments par jour réduit l'espérance de vie et augmente les taux d'hospitalisation. Nous sommes tous enfermés dans une prison médicale où, empoisonnés par nos médicaments, nous tombons malades et mourons prématurément. Combien de temps faudra-t-il pour que la baisse de l'espérance de vie entraîne une refonte complète du système ? Là est la question.

Le « Nouvel État médical » ne se préoccupe pas de soigner des maladies quand il évalue les risques de pathologie de la prostate avec un test très mal conçu ou qu'il tente de contrebalancer les dégâts d'une alimentation déséquilibrée et d'une sédentarité excessive. Il agit sur nos identités et « gère » les risques qu'elles courent, le tout dans un fatras de marketing promouvant des troubles affectant des pans de plus en plus importants de nos vies.

Pour les managers, il ne s'agit que d'atteindre des objectifs. Et c'est ainsi que la confiance se perd. Si une vilaine fracture à la jambe nécessite la pose d'une plaque, je vais laisser un chirurgien me « mutiler », parce que je sais qu'il opterait pour la même intervention s'il s'agissait de sa propre jambe. L'opération peut échouer mais le chirurgien et moi-même acceptons d'en courir le risque. Et quoi qu'il en soit, la confiance en sortira probablement grandie. En revanche, si je me sens bien mais que le médecin me convainc de suivre un traitement contre l'ostéoporose – que lui-même ne prendrait jamais car il sait que ce médicament peut provoquer des fractures spiroïdes du fémur – alors la confiance s'érode et la guérison est compromise.

Le mur de Berlin

Dans les années 1980, alors que politique et médecine traversaient ces mutations profondes, deux événements survinrent. Une maladie « à l'ancienne », le sida, perturba le début du règne de la prévention du risque (qu'on pourrait appeler la « médecine McDo »). Les activistes comme ceux d'Act Up se rebellèrent contre la cage d'acier formée de procédures bureaucratiques et d'indifférence qui les empêchait d'accéder aux médicaments pouvant les sauver. La thalidomide et l'AZT notamment, qui ont peut-être tué autant de patients que le virus lui-même. Les activistes parvinrent à se frayer un chemin politique entre la gauche et la droite en défendant fermement leur droit de choisir leur vie.

Au même moment, des mouvements dissidents émergèrent au sein des pays d'Europe de l'Est, dans les mains de dictatures bureaucratiques dont la particularité était qu'elles prétendaient gouverner au nom de la majorité et respecter la légalité. Elles paraissaient, de plus, inamovibles. Les dissidents tchèques et polonais ne trouvaient pas que l'Occident était libre : ils voulaient que tous les citoyens puissent mener leur vie comme ils le souhaitaient. Mais quand leurs efforts firent tomber le mur de Berlin en 1989, cela fut analysé comme le triomphe du néolibéralisme et la fin de l'Histoire.

La chute du mur intervint juste avant la découverte de la trithérapie contre le sida, laquelle eut lieu sans le moindre ECR. Pourtant, cette découverte fut interprétée comme une preuve supplémentaire que l'Occident détenait les solutions. En fait, la trithérapie est l'un des rares traitements médicamenteux apparus depuis les années 1960 qui sauvent des vies. L'industrie pharmaceutique a depuis lors décidé que sauver des vies, ce n'est pas bon pour les affaires.

À cette lutte pour faire bénéficier de la trithérapie les malades du monde entier succéda la campagne d'accès aux traitements pour tous. Son succès fut l'une des victoires morales et politiques les plus éclatantes de l'histoire de la médecine. Aujourd'hui, les campagnes demandant l'accès aux molécules très chères orientent les patients vers la polymédication et les conduisent vers une mort prématurée. Comment en est-on arrivé là ?

Travail à la chaîne

Dans les années 1950 et au début des années 1960, on découvrait des médicaments un peu par hasard. Les nouvelles molécules contribuaient aux avancées de la biologie ; elles n'en provenaient pas.

Une nouvelle génération de consultants en management recommanda à l'industrie pharmaceutique, dans les années 1960, de confier ses rênes à des managers plutôt qu'à des pharmaciens et à des médecins. Ces patrons d'un nouveau type sous-traitèrent les ECR à des organismes de recherche sous contrat (ORC), un secteur qui pèse dorénavant 30 milliards de dollars.

Ils sous-traitèrent également la rédaction des articles scientifiques à des agences spécialisées employant des titulaires de doctorats qui devaient exploiter comptes rendus, rapports d'essais cliniques, articles d'opinion et synthèses d'experts pour préparer des demandes de mise sur le marché de médicaments. Et ce, à un rythme plus soutenu et selon un calendrier mieux maîtrisé que des universitaires.

Le développement de nouvelles molécules fut également confié à des sous-traitants à partir du Bayh-Dole Act de 1980. À cette époque, l'industrie cherchait à rationaliser le développement de nouvelles molécules, avec des techniques de profilage simultané sur un grand nombre de substances candidates, pour tenter de dégager un profil des récepteurs sur lesquels ces molécules agissaient. Ce programme de recherche échoua, ce qui ne fit qu'accélérer le mouvement de sous-traitance.

Autour de l'an 2000, ce fut au tour des relations publiques – autrement dit, de la propagande – d'être sous-traitées. Aujourd'hui, quand une question touchant aux dangers des médicaments ou à leur coût émerge dans l'espace public, on entend rarement des personnes issues de l'industrie : on sollicite généralement des universitaires indépendants, mandatés par les agences de relations publiques.

Au sein de l'industrie, on a vu fleurir les protocoles assurant la généralisation de bonnes pratiques de laboratoire, d'ECR, de relations publiques. Les employés de ces firmes jugent donc que les universitaires respectent moins les bonnes pratiques qu'eux. Et que, de façon générale, leur secteur est plus éthique que dans les années 1950. Ceci dit, les ORC et les agences de relations publiques et de rédaction scientifique se livrent une concurrence féroce sur les prix pour vendre leurs services aux entreprises pharmaceutiques. Eux ne sont pas soumis à ces protocoles.

Ces évolutions ont eu plusieurs conséquences. L'accès aux données des ECR, complet jusqu'en 1980, a été progressivement restreint puis anéanti à partir de 2000. Les articles scientifiques rédigés par des auteurs-fantômes, rares auparavant, sont devenus la règle pour les médicaments sous brevet. Et c'est dans la littérature scientifique produite pour vendre les molécules sous brevet qu'on trouve la plus grande concentration de *fake news* de la planète.

L'industrie se sert des ECR pour s'assurer un avantage marketing ou pour se protéger d'échos négatifs. Ces essais ne sont pas conçus pour déterminer quelle action possède un médicament ni qui pourrait en bénéficier.

Cette mainmise sur les données des ECR et sur cette information qui prend les apparences de la science mais n'est en fait qu'un plan marketing signifie que l'industrie a atteint le stade ultime de la propagande : devenir invisible. Personne n'y était jamais aussi bien parvenu avant.

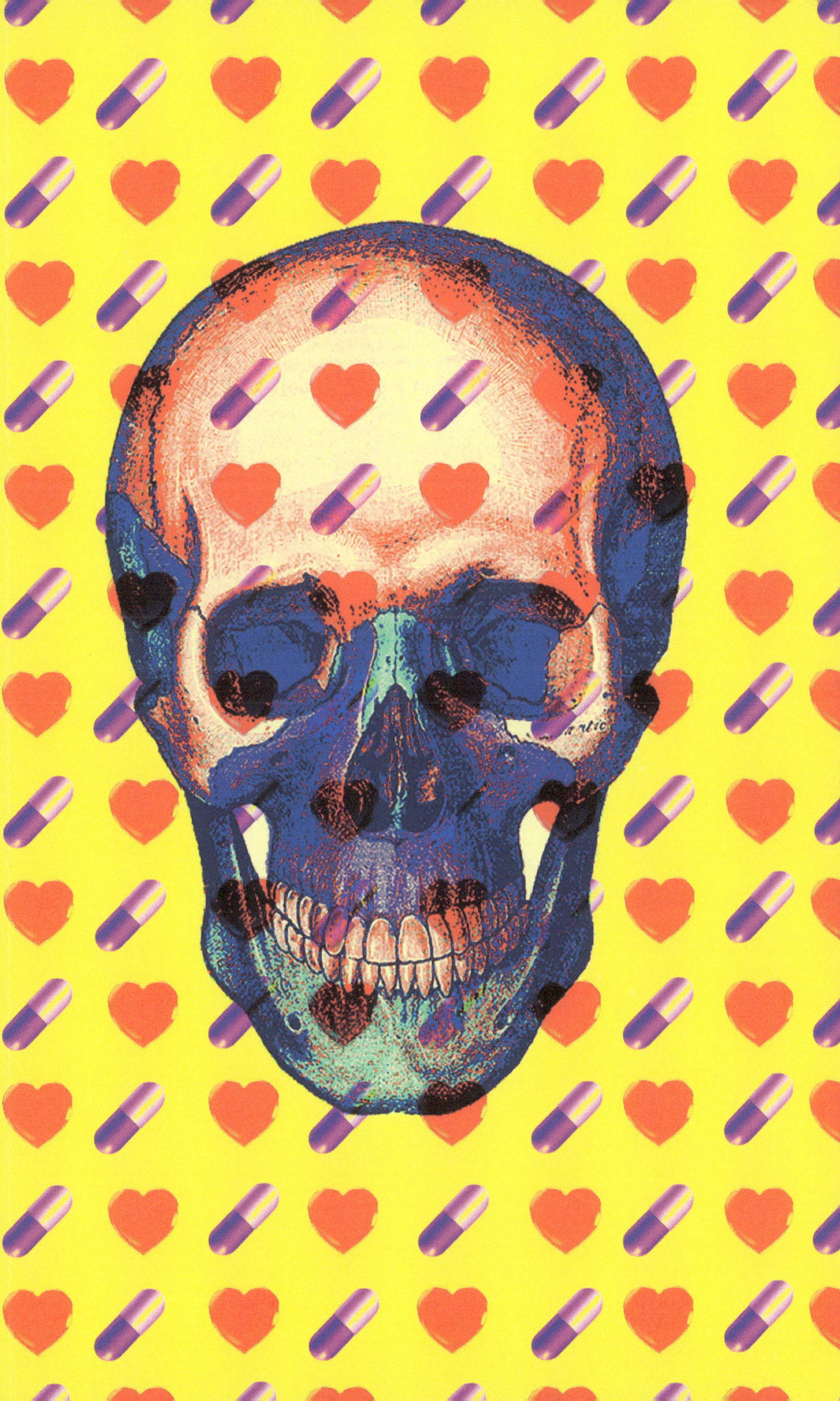

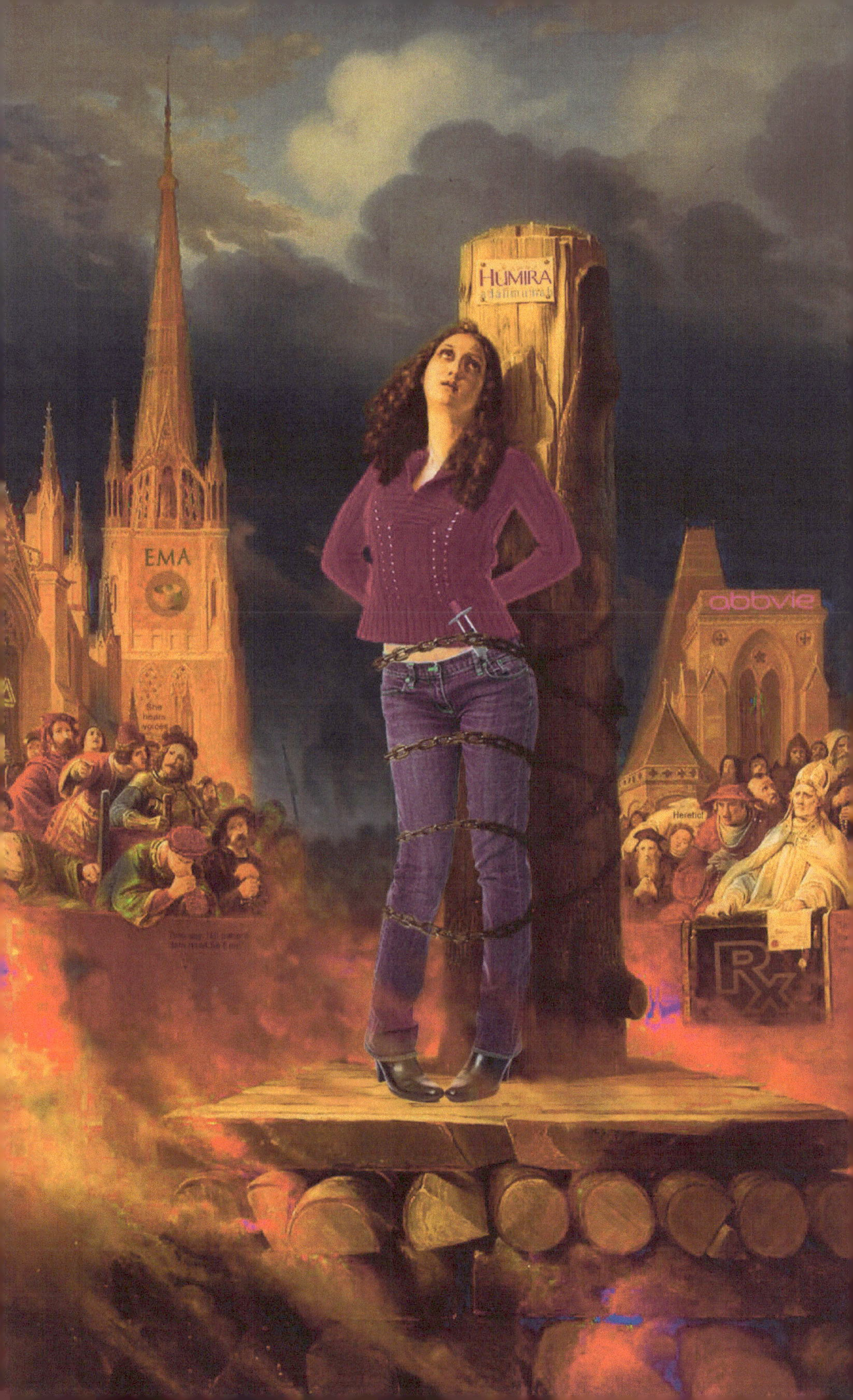

HUMIRA
adalimumab
EMA
abbvie
Heretic!
Rx

Où est passée la Révolution ?

En 1807, après une défaite prussienne face à la France, Johann Gottlieb Fichte voulut réformer le système éducatif pour y intégrer la dialectique, une « pensée fondée sur les preuves ». Il souhaitait lutter contre une philosophie stérile accordant une grande place à la rhétorique – ce qu'on appelle aujourd'hui la propagande ou le marketing. La Prusse réforma profondément son système éducatif. La philosophie y fut remplacée par une discipline qui soumettait à l'épreuve du réel des propositions (thèses), déterminait des idées opposées (antithèses) et conduisait à une synthèse dynamique.

Quarante ans plus tard, Marx appela à une « existence fondée sur les preuves » : le matérialisme dialectique. La classe ouvrière et la bourgeoisie apporteraient dans les villes et les usines leurs notions de ce qui était un travail juste et adapté, s'y confronteraient à des résultats défavorables, il en sortirait une nouvelle conscience de la marchandisation des biens et cette nouvelle synthèse ferait inévitablement progresser l'humanité. La révolution n'eut jamais lieu. La classe ouvrière se transforma en classe moyenne et une vague de prospérité engloutit la solidarité de groupe née de conditions de vie aliénantes.

En 1990, la médecine fondée sur les preuves proposa un opérationnalisme dialectique, dont les médecins formaient la classe révolutionnaire. Les cliniciens compareraient les thèses issues des ECR aux situations cliniques, où la confrontation avec des événements défavorables et l'évaluation des patients permettraient d'arriver à une nouvelle synthèse. Cette révolution non plus n'eut pas lieu. À sa place apparut un prolétariat médical qui est encore plus intégré à l'appareil du système de santé industriel qu'en 1990.

Une date-clé dans cette histoire : le 20 septembre 1991. En février 1990, l'*American Journal of Psychiatry* présenta le cas de six personnes devenues suicidaires sous traitement par Prozac (fluoxétine), le tout nouvel antidépresseur « inhibiteur sélectif de la recapture de la sérotonine » (ISRS) du laboratoire Eli Lilly. Cette molécule était en bonne voie pour devenir un blockbuster, malgré des ECR très peu concluants. Les pulsions suicidaires se manifestaient chez les patients sous Prozac, disparaissaient quand on interrompait la prise et réapparaissaient si on recommençait le traitement. Selon tous les critères de causalité, le Prozac rendait suicidaire. La FDA fut contrainte de convoquer une audition sur le Prozac. Pour s'y préparer, Eli Lilly reprit les données de son ECR et les soumit au *British Medical Journal* pour une publication.

Le rédacteur en chef du *BMJ*, Richard Smith, était un fan de la première heure de la médecine fondée sur les preuves ; c'était à ses yeux un moyen de contrôler l'industrie pharmaceutique. En recevant l'article, Smith vit qu'Eli Lilly semblait adopter la médecine fondée sur les preuves, malgré les petits caractères montrant un risque accru de suicide sous Prozac par rapport au placebo. Le *BMJ* fit paraître l'article d'Eli Lilly le 20 septembre 1991, le jour même de la réunion à la FDA. Et l'article devint une pièce maîtresse de la défense médiatique du laboratoire : l'accumulation d'anecdotes ne donne pas naissance à des données scientifiques. À quoi vous fiez-vous, aux anecdotes ou aux données ? La défense d'Eli Lilly recourait beaucoup à un mantra : « C'est à cause de la maladie, pas à cause du médicament. »

La phrase d'origine était bien « l'accumulation d'anecdotes donne naissance à des données scientifiques » ; elle avait été inventée en 1969 par Raymond Wolfinger, expert en sondages. Et Google ne fonctionnerait pas si cette idée n'était pas vraie. Mais en 1971, le patron de NutraSweet s'était exclamé que « plusieurs anecdotes ne constituaient pas des données » quand l'édulcorant vendu par son entreprise, l'aspartame, fut soupçonné d'augmenter le risque de cancer. On entendit également le porte-parole d'un mouvement défendant la pédophilie, le Paedophile Information Exchange, prononcer deux phrases apparentées dans les années 1970 – « les anecdotes ne font pas de la science » et « il n'y a pas de preuve que cela soit nocif » – pour défendre les relations sexuelles entre adultes et enfants. Ces phrases sont désormais au cœur de la gestion du risque dans les entreprises.

La FDA ne communiquait pas toutes les données qu'elle détenait. *Primo*, les ECR avaient montré que les anciens antidépresseurs étaient plus efficaces que les ISRS. *Secundo*, les deux molécules de la même famille que l'industrie s'apprêtait à commercialiser, le Zoloft (sertraline) et le Paxil (paroxétine), augmentaient, elles aussi, le taux de suicide. La FDA dissimula ces données et innocenta le Prozac, assurant que l'affaire relevait d'un problème de communication et qu'émettre un avertissement dissuaderait les patients de se soigner. Aujourd'hui, jusqu'à 15 % de la population de nombreux pays prend des ISRS de façon chronique et une large proportion continue son traitement parce qu'elle en est physiquement dépendante.

Ce 20 septembre 1991 a changé la face de la médecine. À partir de cette date, les journaux eurent à choisir entre d'un côté, des articles détaillant des ECR ou des méta-analyses d'ECR dont les firmes commandaient de juteux tirages supplémentaires, et de l'autre, des études de cas, qui constituaient jusqu'alors l'essentiel de leur contenu. Les juristes de ces médias conseillèrent d'abandonner la publication d'études de cas sur les risques des traitements, dès lors que les méthodes habituelles pour discerner les effets et les causes ne semblaient plus avoir cours. Jusqu'en 2000, tous les médecins recevaient un flux constant de brochures analysant les nouveaux médicaments et détaillant leurs effets indésirables. Mais la plupart de ces supports périclitèrent, remplacés par des recommandations (*guidelines*), qui reprenaient les bénéfices d'une molécule mais pas ses effets indésirables. C'est ainsi qu'il faut désormais 20 ans ou plus pour qu'un effet indésirable significatif soit reconnu.

Vingt ans plus tard, en 2011, le *BMJ*, désormais dirigé par un autre rédacteur en chef, publia plusieurs articles détaillant les efforts déployés par Peter Doshi et Tom Jefferson pour accéder aux données de l'antiviral Tamiflu. Rassurés par les articles affirmant que le médicament était efficace, les gouvernements avaient acheté pour des milliards de dollars de Tamiflu en prévision d'une pandémie de grippe. Mais chaque fois que Doshi et Jefferson obtenaient les résultats d'une étude et les décortiquaient, il apparaissait que le médicament ne servait à rien. Pourtant, les ventes de Tamiflu ne fléchirent pas. Tout simplement parce qu'on ne disposait d'aucune donnée sur les effets indésirables. Or, en l'absence de ces informations, le moindre soupçon d'efficacité suffit à faire vendre un médicament, tout comme l'eau s'écoule en l'absence d'obstacle, même si la pente est faible.

Les ONG et les autres organismes qui demandent l'accès aux médicaments chers n'ont pas encore intégré cela. Lorsqu'ils négocient un prix correspondant à une présomption d'efficacité d'un traitement, même si celle-ci est minime, ils se retrouvent contraints à l'acheter, sous peine d'être soupçonnés de rationner les médicaments. Avoir accès aux données sur les effets indésirables les libérerait de ce danger. Nous avons davantage besoin d'un mouvement pour l'accès aux vrais médicaments que d'un mouvement pour l'accès aux médicaments. Où la notion de « vrais » renvoie aux données sur les effets indésirables.

Dire qu'aucun ECR n'a été effectué met fin à la plupart des discussions. Pourtant, dès qu'un problème sérieux a été identifié, lancer un ECR n'est pas éthiquement acceptable. Dans le cas des ISRS, on dispose de preuves épidémiologiques et biologiques convaincantes qu'ils augmentent le risque de fausse couche, d'autisme et de troubles du développement et entraînent

Roche
Tamiflu®
Oseltamivir
75 mg
ROCHE   75 mg
miflu®
mivir
75
Ro

des malformations fœtales, notamment cardiaques. Les tribunaux ont accordé des milliards de dollars de dédommagements à des personnes touchées. Pourtant, il suffit aux firmes de déclarer qu'il n'y a pas eu d'ECR pour garder les médecins de leur côté.

Quand elles reçurent des rapports d'effets indésirables sur l'apparition de troubles du spectre autistique (TSA) après une exposition *in utero* aux ISRS, les firmes mirent en place des groupes internes thématiques : tératogénicité, pharmacologie, épidémiologie, pharmacovigilance et psychologie. Chaque groupe était chargé d'examiner les éléments relevant de son champ de compétences. Même si les preuves, prises ensemble, paraissaient impressionnantes, le fait de « saucissonner » les éléments rendait moins visible un potentiel événement marquant. Dans un « souci d'objectivité », l'ensemble était coordonné par une personne n'ayant aucune connaissance du sujet. Si on lui demandait dans quelle mesure les groupes de travail tenaient compte des études liant retards de développement et ISRS, il ou elle répondrait sûrement : « Je n'ai pas les compétences nécessaires pour déterminer s'il faudrait ou non le faire, la mission qu'on m'a confiée est de m'assurer que chaque groupe analyse tous les articles contenant l'expression "TSA". » Cela ne relève pas d'un raisonnement psychopathologique. C'est une question technique, tout comme quand les ingénieurs nazis déterminaient ce qu'il adviendrait des urines et des fèces dans les wagons partant vers Auschwitz.

Depuis septembre 1991, nous – et nos médecins avec nous – devons affronter la science elle-même. Quand une personne devient suicidaire sous antidépresseurs ou qu'un autre problème survient à cause des médicaments, il revient à la science d'établir si le médicament se trouve à l'origine du problème. Pour cela, on reprend toute l'histoire, on ausculte, on effectue des tests en laboratoire si nécessaire, on cherche d'autres explications. Lorsque c'est possible, on cesse le traitement puis on le reprend, on modifie la dose, on prescrit un antidote. Si la conclusion la plus probable à laquelle on est parvenu ne semble pas correspondre à l'état de la science, refuser de tenir compte de cette divergence n'est pas scientifique. Cela devrait devenir un nouveau défi pour la science : comprendre pourquoi. Pour les ISRS et les risques de suicide qui y sont liés, comme pour la plupart des désastres associés aux médicaments, la divergence provient du fait qu'on n'a pas accès aux données et que les articles des revues spécialisées sont signés par des auteurs-fantômes.

Les médecins, s'ils se trouvent face à une femme atteinte de thrombose veineuse profonde et prenant des contraceptifs oraux, tendent désormais à chercher le niveau de preuves dans les ECR. Ne trouvant rien de similaire dans les ECR, ils s'adresseront à un bureaucrate – qui aura probablement choisi une carrière à la FDA parce qu'il n'aime pas le contact humain. Une personne qui aura peut-être une petite expérience en orthopédie alors qu'il s'agit d'un contraceptif. Et qui n'aura aucune motivation à détecter une anomalie cachée dans le codage d'une rubrique en fouillant dans les rapports d'ECR parvenus à la FDA. Si les données étaient dans le domaine public, ce bureaucrate serait peut-être plus motivé. En se refusant à établir un diagnostic ou à émettre un jugement, les médecins trahissent ce qui se trouve au cœur même de leur profession.

Le résultat ? Nous, patients, sommes devenus invisibles à leurs yeux et à ceux du système de santé. Si nous-mêmes ou l'un de nos proches souffrons d'un effet indésirable sous un traitement et que nous cherchons à en éclaircir les causes, nous nous retrouverons probablement devant une équipe de professionnels de santé compatissants qui procéderont à une recherche des facteurs de causalité (*root cause analysis*). Ils nous assureront que toutes les recommandations ont été respectées, tout comme l'ensemble des processus garants de la qualité du service rendu. Et, désemparés, nous resterons avec nos questions.

Il ne peut en être autrement tant que le raisonnement n'inclura pas un item « décès provoqué par le traitement ». Or, l'existence d'une telle case ou d'une autre baptisée « blessure ou dommage causé par un médicament » ne serait acceptable qu'accompagnée de recommandations pour limiter ce risque. Lesquelles ne pourraient être formulées qu'en prenant acte du fait que les données sont inaccessibles et que l'essentiel des articles scientifiques sont signés par des auteurs-fantômes. Problème : un directeur général de la Santé, un ministre même ne dispose pas de ce pouvoir-là. Ils n'ont toutefois aucun souci à se faire, tant que quiconque prétendant qu'une bonne part des articles du *New England Journal of Medicine* ne valent pas tripette sera simplement considéré comme un farfelu.

Les enfants aussi

En 2001 parut, dans la revue médicale la plus cotée en matière de pédo-psychiatrie, un article signé par des spécialistes renommés. Il affirmait que la paroxétine de GlaxoSmithKline était efficace et sans danger pour les enfants déprimés. L'essai cité avait reçu en interne, chez GSK, le nom de code d'« étude 329 ».

Au moment de la parution de cet article, on recensait environ 70 publications relatant des essais dits « ouverts » (c'est-à-dire sans groupe de contrôle) sur l'administration d'antidépresseurs à des enfants. Toutes concluaient que ces molécules marchaient merveilleusement bien. On effectue des ECR précisément pour modérer l'enthousiasme de ce genre d'articles. Si un traitement ne marche pas pendant un ECR, les cliniciens cessent de le prescrire.

En 2003 et 2004, des médias se penchèrent sur le recours aux psycho-tropes chez les enfants, et cela remit en lumière l'étude 329. On commençait à s'interroger sur ce que cachait cet essai et à soupçonner que la paroxétine pouvait rendre les enfants suicidaires. Ces révélations entraînèrent une crise chez les régulateurs au fil de laquelle on découvrit que, jusqu'à 2004, les 20 ECR portant sur les antidépresseurs chez les enfants avaient tous été négatifs… et que toutes les publications à leur sujet étaient signées par les firmes ou par des auteurs-fantômes. La totalité de ces ECR montraient une hausse de la suicidalité sous paroxétine.

En 2001, la FDA et d'autres régulateurs avaient approuvé la fluoxétine (Prozac) pour les enfants déprimés grâce à deux ECR négatifs mais publiés comme étant positifs. De même, en 2002, la FDA avait publié une lettre admettant à l'approbation la paroxétine, là encore à partir d'ECR négatifs. L'intérêt croissant porté par les médias avait finalement empêché la paroxétine d'obtenir l'approbation pour cette indication thérapeutique.

Dix autres essais testant les antidépresseurs sur des enfants ont été menés depuis. On arrive donc à un total de 30, avec plus de 10.000 enfants inclus. La totalité sont négatifs. Il s'agit de la plus forte concentration d'essais négatifs, toutes indications confondues. Pourtant, les ventes d'antidépresseurs prescrits pour des enfants continuent d'augmenter. Mis à part les contraceptifs oraux, ils constituent les médicaments les plus utilisés par les adolescentes.

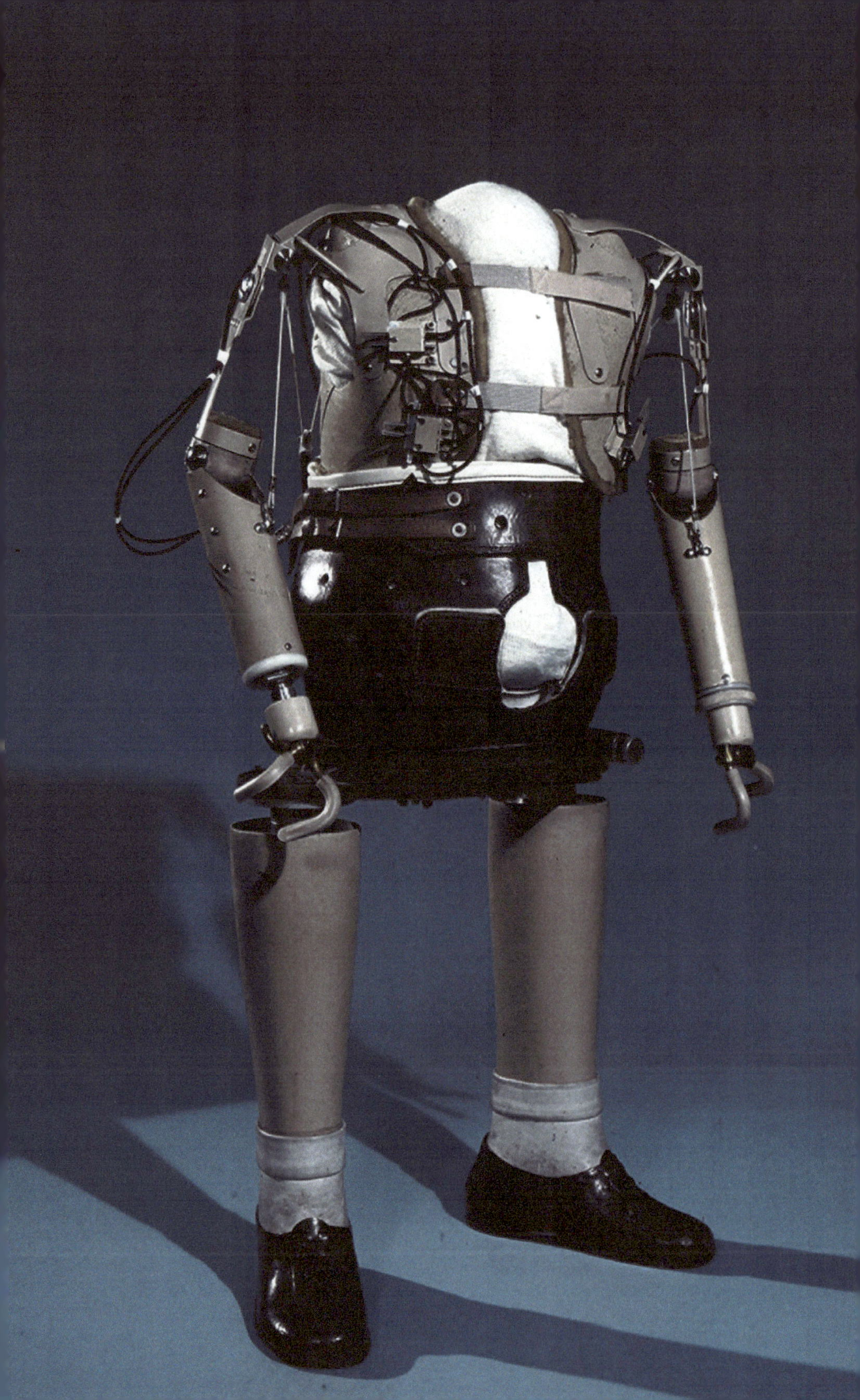

Crise de la technique

Les médicaments sont le fruit d'un mariage de technologie chimique et d'information. Cette information venait auparavant des expériences vécues par les médecins et les patients. Depuis 1980, elle est issue en premier lieu de techniques gérées par les firmes.

Les techniques produisent des effets prévisibles. Unidimensionnelles, elles semblent indépendantes de toute notion de valorisation mais en réalité ne le sont pas. Du fait de leur efficacité, elles généralisent, globalisent et poussent vers la technocratie, accordant du pouvoir et du capital à ceux qui les détiennent. Elles sont si puissantes qu'elles peuvent faire coopérer des scientifiques israéliens et d'anciens nazis sur des projets tels que la thalidomide, dans les années 1960.

L'apparente neutralité des techniques, en termes de valeurs, séduit les scientifiques. Sans technique, la science est impossible. Mais la science, elle, n'est pas neutre. Elle s'engage à poser toutes les questions, même les plus étranges, et à assurer la transparence totale de ses données. Deux éléments que l'on ne trouve plus dans l'industrie pharmaceutique d'aujourd'hui.

Une généralisation de techniques efficaces nous placerait face à des questions ontologiques. La forme la plus aboutie serait l'intelligence artificielle totale – la « technique totale » – qui risquerait de transférer l'ensemble des responsabilités et des contrôles à un tiers, ou à ceux qui contrôleraient ce tiers. Ce qui laisserait le reste de la population à la merci de cet « être ».

Que ce stade ultime arrive ou pas, nous allons nous retrouver face à des technologies efficaces couplées à des techniques comportementales encore plus efficaces, capables de nous persuader que des technologies moins efficaces constituent des avancées. En cela, les médicaments et les désastres qu'ils causent forment un symptôme de dangers bien plus vastes que ceux touchant à la santé.

Pendant deux siècles, les sciences humaines – malgré les avancées des neurosciences – ont paru relever d'un autre champ que la physique, la chimie et la biologie. En effet, n'étant pas reproductibles, les sciences humaines ne semblaient pas fiables. Cette difficulté fut résolue par le développement du conditionnement pavlovien, construit sur les fondations posées par John Locke et prolongées par Skinner, en même temps que sur les données de psychologie appliquée. Ces données tiennent une place de plus en plus importante au sein des plateformes de réseaux sociaux. Ils sous-tendent aussi l'économie comportementale, un domaine désormais florissant, source de prix Nobel. Bientôt, nous pourrons contrôler l'Homme autant que la Nature.

Des technologies comme l'automobile, les rayons X et les armes sont à notre service. À l'inverse, le mélange de techniques comportementales et d'autres technologies liées à la santé a détruit l'organisation des soins et créé un environnement hostile. Les applications consacrées à la santé et les réseaux sociaux semblent bien partis pour nous desservir plutôt que de nous améliorer.

Toutes les techniques comprennent un mécanisme automatique de correction, qui produit des effets. Le problème vient simplement de notre tendance à rechercher des solutions faciles à court terme. La technique peut, en elle-même, représenter un danger. Et nous avons tendance à penser qu'une technique nouvelle nous apportera forcément plus de bénéfices que la précédente. Un biais sans cesse accentué par les techniques comportementales qui dissimulent le fossé entre les nouvelles technologies et nos attentes.

Les armes sont, à ce titre, exemplaires. Elles résolvent de réels problèmes. Dès leur apparition, cependant, une course commence : qui détiendra la meilleure arme, donc le pouvoir ? Les armes sauvent des vies mais l'idée de poster de « bons gars armés » à l'entrée des écoles afin d'éviter les tueries de masse pourrait conduire à multiplier et à banaliser les armes. Et aboutir à des situations où elles causeraient des dégâts au lieu de résoudre des problèmes. Des vies perdues, bien sûr, mais aussi une perte de notre capacité à trouver et à appliquer de meilleures solutions.

L'invention de la bombe atomique mit en évidence une limite inattendue de nos technologies unidimensionnelles : elle était si efficace qu'on ne pouvait pas l'employer. Le Viêtnam remporta la guerre.

Les techniques médicales conventionnelles des deux siècles écoulés ont, dans l'ensemble, amélioré notre existence. Elles ont autorisé une hausse de l'espérance de vie, qui ne se serait pas produite si l'homéopathie, l'ayurvéda, les médecines complémentaires ou d'autres approches avaient dominé le secteur de la santé.

À l'instar de la bombe atomique, néanmoins, l'application aveugle de la technique médicale semble atteindre ses limites. L'espérance de vie aux États-Unis, la plus élevée du monde dans les années 1960, avait décru dans les quatre décennies suivantes, en termes relatifs, par rapport à d'autres pays. Depuis deux ans, elle chute en termes absolus : du jamais-vu.

Dans les années 1980, la plupart des personnes sous traitement prenaient un médicament par jour pendant un temps assez bref. En 2018, 40 % des plus de 40 ans avalaient trois médicaments ou plus, 365 jours par an – et 40 % des plus de 65 ans en absorbaient cinq ou plus. On a démontré en 2010 que réduire la prise à cinq produits maximum augmente l'espérance de vie, réduit les taux d'hospitalisation et améliore la qualité de vie.

Les médicaments constituent la troisième cause de décès dans les hôpitaux, derrière les cancers et les maladies cardiovasculaires dont ils sont probablement en partie responsables. Dans les groupes où les maladies sont moins sévères, ils sont sans doute la première cause de décès. Puisque quiconque prend ne serait-ce qu'un seul médicament en subit plus ou moins de conséquences, les médicaments sont certainement aussi la première cause d'infirmité, d'inconfort et de maladie sur la planète.

À la chute de l'espérance de vie s'ajoute le coût de ces systèmes de santé, qui menace les économies. Et ce, alors même que la qualité des soins se détériore. Cela rappelle l'URSS juste avant son implosion. Il ne s'agit pas d'un simple problème d'inégalité. Les personnes issues des milieux moins favorisés sont statistiquement en moins bonne santé que les plus riches, certes, mais la toute-puissance des services de santé cause des dommages et tue dans toutes les classes sociales. Il nous faut trouver un moyen de ne plus mener l'existence que l'industrie pharmaceutique veut nous imposer.

A.R.MÉ.S (appel pour le retour à une médecine sincère)

Cet appel se fonde sur quatre idées :

- Une organisation véritablement consacrée au soin coûte moins cher que la mise en place d'un système de santé.

- Une organisation de soin intègre des médicaments qui sont des poisons, un service de santé en est incapable.

- Les désastres médicamenteux symbolisent la politique moderne. Ressentez un effet indésirable grave à cause d'un traitement, ou abordez cette question de quelque façon que ce soit, et vous vous sentirez comme si vous étiez sur la place Tian'anmen.

- Prendre la mesure d'un désastre médicamenteux nécessite d'exercer son jugement, de poser un diagnostic – un vote. La façon dont on considère les désastres médicamenteux est liée à des questions de pouvoir et de démocratie.

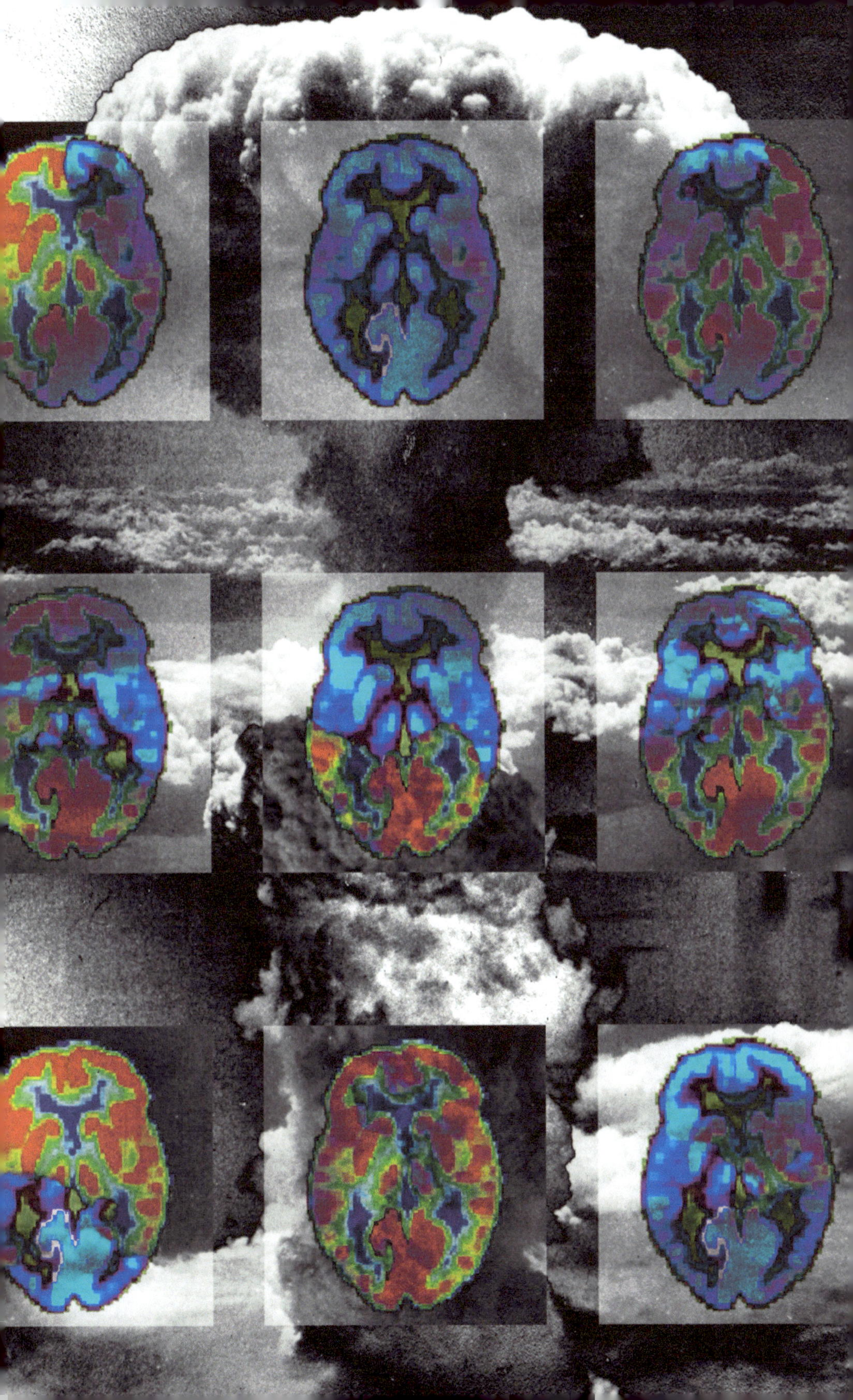

La nécessité de poser des diagnostics nous est imposée par les conséquences de la sur-prescription. Laquelle a atteint un point où il convient de tirer un bilan et de poser des choix. Il faudra une coopération ; nous avons besoin d'un *Judicemus ergo sumus* (nous jugeons donc nous sommes) plutôt que du *Credo ergo sum* (je crois donc je suis) de Luther ou du *Cogito ergo sum* (je pense donc je suis) de Descartes.

Les désastres médicamenteux représenteront toujours un défi pour nos technologies. Toute substance chimique devient multidimensionnelle lorsqu'on l'administre à un corps humain. Sur les 100 effets potentiels, un seul intéresse l'industrie pharmaceutique ou les services de santé ; or, certains des 99 autres peuvent s'avérer bien plus importants pour nous. C'est aussi de cette manière que notre tendance très rationnelle à vouloir obtenir une solution rapide à nos problèmes se heurte à la difficulté de créer un médicament pour soigner l'excès de médicaments.

Les désastres médicamenteux nous forcent à nous confronter aux puissantes techniques comportementales – du *branding* à la rhétorique-propagande en passant par les ECR – qui font que, quand nous en sommes victimes, le reste du monde préfère nous ignorer et continuer à avancer. Les désastres médicamenteux mettent en lumière l'importance de la solidarité ; comment parvenir à imposer celle-ci ?

Au cœur de ces interrogations figure la question de l'objectivité. La pensée opératoire prétendument neutre qui domine en médecine envisage l'objectivité comme le résultat immaculé d'un dispositif mécanique. Que les « petites mains » qui font tourner les rouages de la science travaillent pour une firme pharmaceutique ou pour un groupe critiquant cette industrie, le résultat serait le même.

Ce que l'on peut déduire des désastres médicamenteux, c'est que l'objectivité croît quand des personnes de toutes convictions reçoivent des données collectées sans a priori, qu'on leur donne la possibilité de refaire les essais ou d'en pratiquer d'autres pour évaluer la pertinence de ces données, puis qu'on les met au défi de s'accorder sur une explication. L'objectivité ne découle pas de procédés mécaniques.

Quand nous parlons à notre médecin d'un changement intervenu pendant la prise d'un médicament, le lien existe presque toujours – sinon le monde ne tournerait pas rond. Portons cela à la connaissance d'un représentant du corps médical expérimenté mais potentiellement formé à relever les bénéfices des traitements plutôt que leurs effets indésirables. S'il reconnaît la possibilité que le médicament se trouve à l'origine du problème, cela renforce la légitimité de notre analyse.

Pourtant, nous vivons dans un système où les pilotes qui signalent une faille refusent de voler tant que celle-ci n'est pas réparée, mais où un médecin qui reconnaît, en consultation, la réalité de notre plainte ne se risquera probablement pas à nous soutenir en public. Nombre de médecins deviennent agressifs parce qu'ils ont l'impression que le patient défie leur autorité. Leur attitude leur semble justifiée car « fondée sur les preuves » ; bientôt, elle le sera aussi par les réseaux sociaux, où l'on distingue déjà une nette tendance à présenter toutes les discussions sur les effets indésirables comme des *fake news*.

Pour restaurer puis rendre viable une vraie organisation de soin, nous devons trouver des médecins prêts à nous soutenir. Nous pouvons commencer par les repérer et par nous échanger les « bonnes adresses ».

Anonymat

Au cœur des difficultés actuelles se trouve un dévoiement : les opinions cliniques argumentées sont considérées comme des anecdotes. C'est l'étiquette qu'on colle systématiquement sur elles.

En cas d'effet indésirable grave, les rares appréciations cliniques que les médecins s'aventurent à communiquer au régulateur sont anonymisées. Ce qui les transforme en ouï-dire, rendant impossible toute détermination d'un rapport causal ainsi que toute utilisation dans une procédure judiciaire.

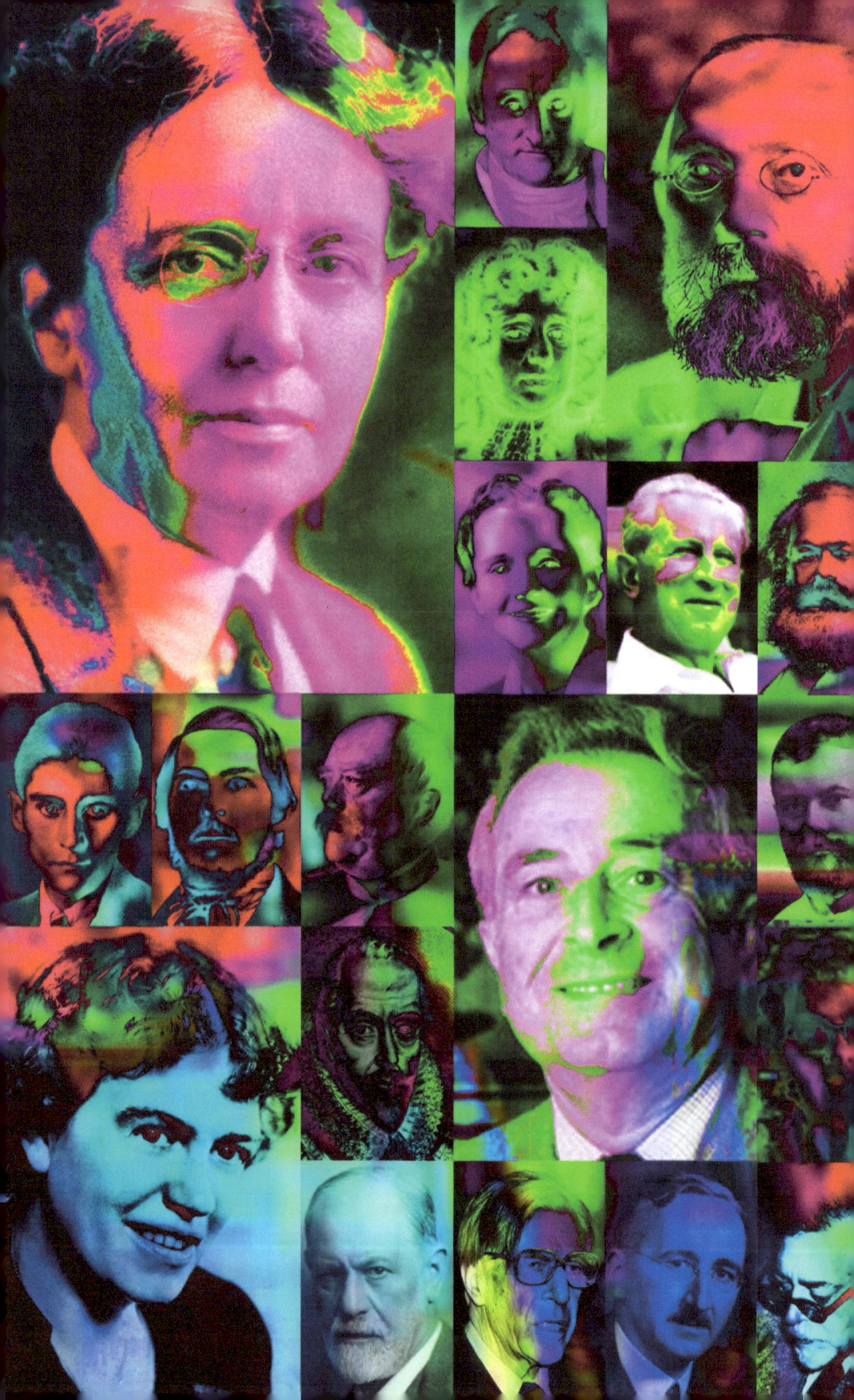

De leur côté, les firmes ont inclus, dans les formulaires de recueil de consentement éclairé qu'elles font signer à tous les participants à leurs essais, une clause assurant à ceux-ci que leurs données personnelles ne seront jamais dévoilées. Ce sont donc nos propres signatures qui permettent aux entreprises de s'approprier nos données et de les enfermer dans un coffre-fort. Appâtés par la promesse de confidentialité, nous nous engageons – en entraînant souvent nos proches – dans un flou légal dangereux. Alors que si nous nous décidions à réagir, nous pourrions faire valoir que ces clauses discréditent les essais des firmes, en les transformant eux-mêmes en ouï-dire.

L'accès à nos données n'est pas négociable : il va de soi. Le pouvoir des firmes repose sur leur refus de nous laisser y accéder. Puisqu'elles ont gaspillé une énergie considérable à fabriquer des médicaments qui ne sauvent aucune vie, elles ont plus besoin de nous que nous n'avons besoin d'elles. Si l'on excepte les patients sous trithérapie et sous l'anticancéreux Glivec, nous ne subirions aucune conséquence négative en refusant d'absorber la moindre molécule produite après 1990 tant que l'accès aux données n'est pas rétabli.

Nous avons besoin d'une vraie médecine, sincère. D'une médecine digne de ce nom. C'est le sens de cet appel.

Guides

Pendant deux siècles, de bons médecins nous ont guidés à travers l'enfer des maladies et le purgatoire des traitements. Le concept du médecin comme profession libérale est né en même temps que la méthode anatomo-pathologique : il correspond à un individu qui exerce son jugement face à un patient. L'apport des docteurs semblait bénéfique, alors qu'au fil des siècles précédents, on les méprisait et les tournait en dérision.

Ce critère du jugement fut parfaitement résumé par Philippe Pinel, qui déclara en 1801 : « Ce sont ces circonstances qui, bien plus que le frivole essai qu'on peut faire de nouveaux remèdes, donnent du prix à mes observations car dans la manie comme dans beaucoup d'autres maladies, s'il y a un art de bien administrer les médicaments, il y a un art encore plus grand de savoir quelquefois s'en passer. »

Depuis un siècle, une technique de « police » – rendre certains médicaments accessibles uniquement sur prescription – a défini la profession médicale. Les médecins d'antan savaient tous qu'un médicament était un poison dont on pouvait tirer des bénéfices, que la chirurgie était une forme de mutilation et que c'était la qualité du médecin qui déterminait si la « magie » de la consultation se produirait ou non. Dans les années 1980, cependant, cette façon de soigner fut reléguée au rang d'artisanat. De poisons, les médicaments acquirent le statut de sacrements capables de faire baisser la pression sanguine ou les taux de cholestérol et de glucose, et de densifier les os. Et la notion même de diagnostic fut dévoyée afin que l'exercice d'un jugement devienne un problème plutôt qu'une qualité.

Les médecins ne sont pas plus vertueux que le reste de la population. Placez-les dans un mauvais système et vous les verrez, comme en 1916, s'opposer à la médecine préventive de Sara Josephine Baker parce qu'elle n'est pas bonne pour les affaires. Ils seront complices d'une élimination des plus vulnérables, comme dans les années 1940. Dans les années 1980, un petit incitant financier suffisait à leur faire endosser le rôle d'agents d'organisations privées ou publiques, prescrivant à leurs patients 10 médicaments, voire plus. Des molécules qu'eux-mêmes n'oseraient jamais s'administrer !

Tout en revendiquant leur statut de scientifiques, les médecins se sont laissé enfermer dans une situation de complaisance envers l'accaparement des données issues d'essais cliniques et la prolifération des auteurs-fantômes présentant des molécules inefficaces et dangereuses sous les traits de médicaments-miracles. Même quand elles tuent ou blessent des enfants. Ces médecins affirment leur compétence professionnelle, alors qu'adhérer à des recommandations relève *de facto* du travail d'un technicien.

Si l'on veut une organisation de soin (privée ou publique, collective ou contractuelle), lutter contre les maladies implique de faire face à cette contradiction interne : recourir à un poison ou à une mutilation pour en retirer un bienfait. Or, parfois, ne pas agir s'avère préférable. Nous devons reconquérir ce terrain situé entre la compétence d'un technicien ou d'un expert et l'art subtil d'un guide, exercé dans le cadre d'une relation. Nous avons besoin d'un guide à notre service et non aux ordres d'une multinationale.

Les liens entre médicaments et dispositifs médicaux, d'une part, et inconforts d'autre part sont comme une attirance sexuelle – trop intimes pour convenir au cadre d'une relation contractuelle. Pour autant, il est nécessaire d'établir une séparation entre un domaine dans lequel nos inconforts sont pris en charge en accord avec nos aspirations de consommateurs (soutenues, idéalement, par des associations défendant nos intérêts) et le recours aux médicaments et aux dispositifs médicaux.

Peut-être cela n'est-il plus possible. Les médecins sont désormais majoritairement des vassaux (ils appliquent des lois édictées par d'autres) au sein de systèmes où les industriels, les financeurs publics ou privés, les organisations de stockage numérique des dossiers médicaux, les compagnies d'assurance et d'autres encore décident quel traitement nous recevrons pour telle pathologie ou tel inconfort. Pour le moment, ces systèmes jugent encore utile de maintenir un simulacre d'acte médical ; peut-être poursuivront-ils ainsi si cela ne leur revient pas trop cher. En revanche, si les médecins désirent jouer un vrai rôle dans cet univers, ils devront affronter des choix difficiles.

Quand la chute de l'espérance de vie provoquera-t-elle une ouverture, une intégration de nos valeurs capable de rendre sa grandeur à l'organisation des soins ? Peut-être ne dispose-t-on d'aucun autre moyen que d'attendre ce moment. Comme nous attendons que la hausse du niveau des océans entraîne une prise de conscience générale... ou accélère la destruction de masse. La réaction pourrait tarder au point de ne se produire que quelques secondes avant l'échéance fatale. Comme pour l'apocalypse nucléaire.

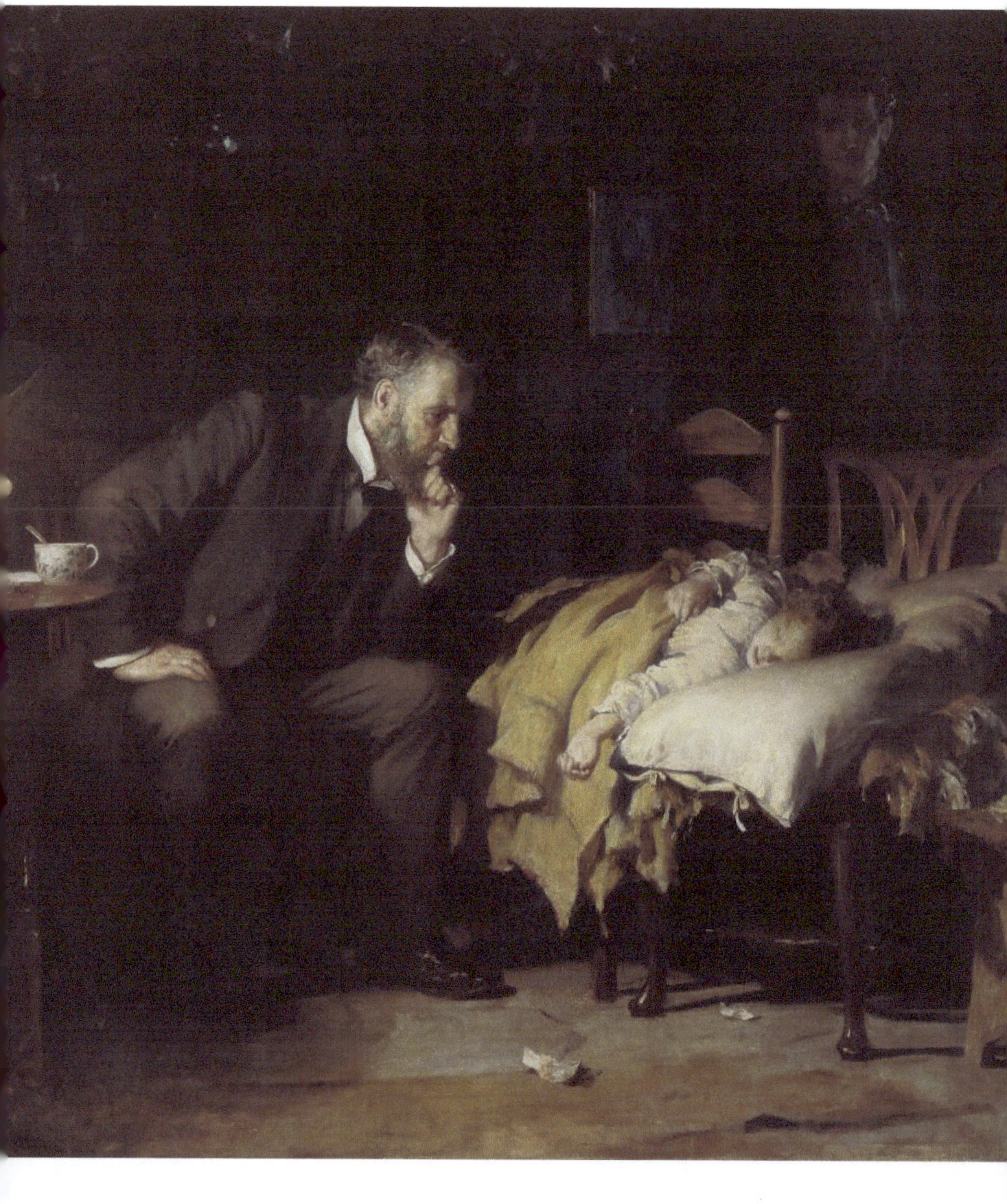

La technique vient de Mars, la magie de Vénus

Le rôle de la technique se trouve au cœur de l'analyse développée dans ces pages, mais celles-ci n'en forment pas pour autant un réquisitoire contre la technique. La stimulation transcrânienne profonde, les outils de modification du génome et d'autres avancées peuvent constituer un progrès, tant que nous pouvons avoir confiance en nos médecins et en nous-mêmes.

Certes, les techniques qui fonctionnent attirent le capital et le pouvoir et cela peut nous mettre en porte-à-faux vis-à-vis d'elles. C'est en matière de santé que l'on observe le mieux cela. La diffusion de techniques a entraîné la création de services de santé qui nous ont apporté des maladies dont nous ignorions être atteints. Et la consommation de ces services réduit probablement notre espérance de vie. Au nom de la standardisation, les instruments de mesure et une tendance opérationnaliste encouragée par une culture technique cherchent à nous empêcher d'exercer notre jugement – et à dissuader notre médecin d'exercer le sien.

Le soin, par contraste, est ce que nous prodigue notre médecin quand nous le consultons pour un problème. Quand il exerce pour nous et avec nous son jugement pour nous soigner. Ce soin-là comporte une part de magie, en retirant un bénéfice d'un poison ou d'une mutilation. Ce genre de magie n'entre pas dans les cases des assureurs ni dans celles des technocrates.

Quand nous acceptons d'être empoisonnés ou mutilés, que nous pensons que notre médecin procéderait ainsi pour lui-même ou pour un membre de sa famille, nous construisons une relation de confiance, même si le résultat s'avère insatisfaisant. Un capital social s'accumule. Mais si quelque chose se passe mal après que l'on nous a convaincu de prendre un médicament pour l'ostéoporose, pour les nerfs ou pour le cholestérol – traitement que beaucoup de médecins refuseraient pour eux-mêmes – nous nous sentons trahis. Et ce capital social est détruit.

La plus éclatante manifestation d'une relation de soin solide se produit quand un traitement médicamenteux ou un acte médical vous a nui et que

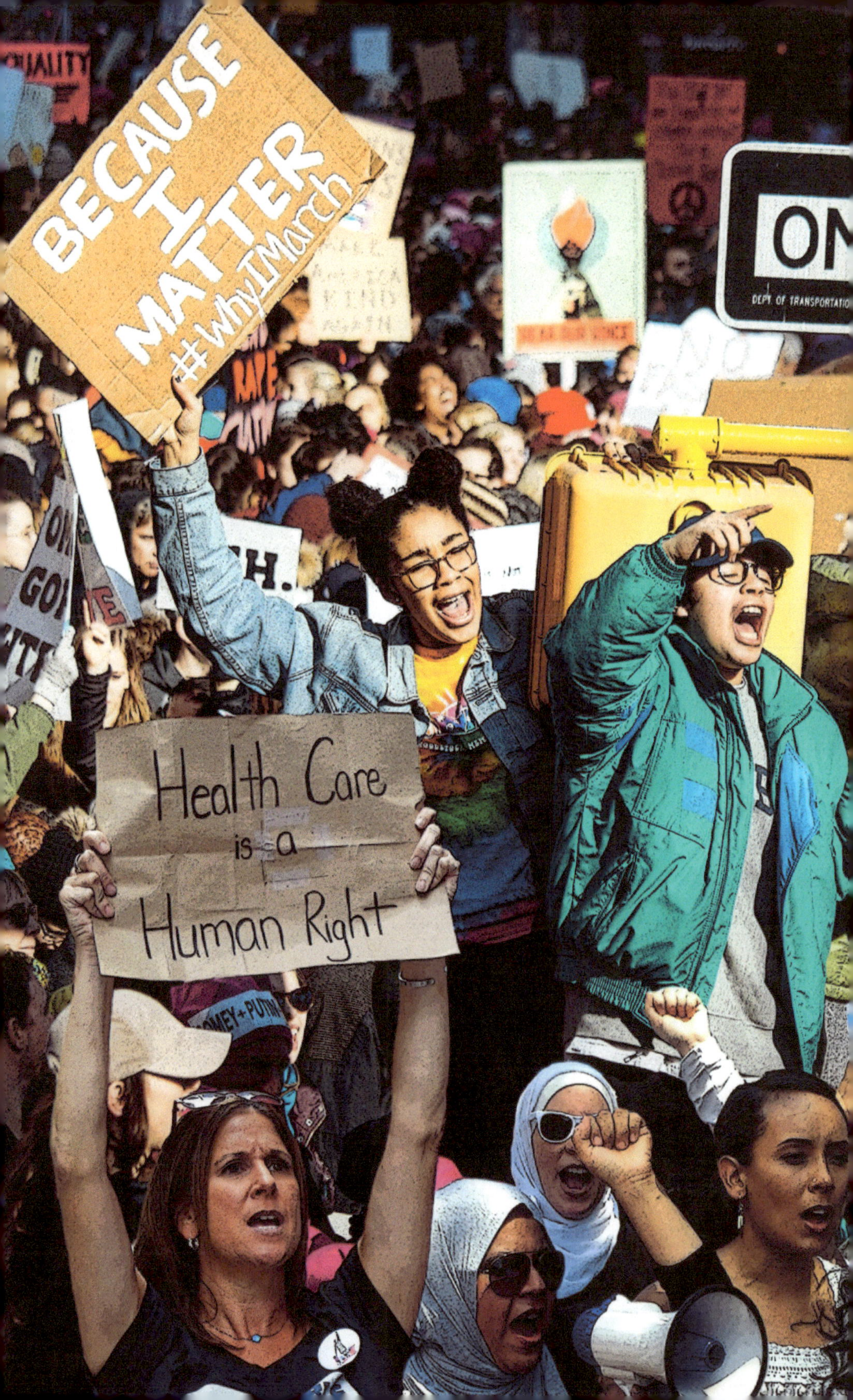

BECAUSE I MATTER
#WhyIMarch
Health Care is a Human Right
ON
DEPT. OF TRANSPORTATION

votre médecin vous soutient face à l'organisation à laquelle il appartient ou à l'industrie pharmaceutique.

En 1848, des libéraux comme Virchow et des communistes comme Marx prévoyaient que l'aristocratie, qui avait régenté le secteur agricole, disparaîtrait au fur et à mesure du développement d'une industrie manufacturière. Dans son sillage apparut la menace d'une bureaucratie comparable à une cage d'acier. Le secteur manufacturier a été remplacé par un secteur tertiaire dont les managers ont cadenassé la cage d'acier.

Des robots apporteront sans doute notre repas dans les restaurants, répondront à nos questions sur notre compte bancaire et nos contrats d'assurance et « prendront soin » des patients des maisons de retraite, des EHPAD et des hôpitaux. Même la « religion » peut s'automatiser : une « McMindfulness » (méditation de pleine conscience McDo), orchestrée par des robots.

La façon dont nous ferons face à tout cela relève d'une question morale. Les techniques sont amorales, elles font de l'indifférence une qualité. Chaque recours à la technique implique un recul du soin et de la responsabilité. C'est à nous qu'incombe la dimension de soin. À nous de nous assurer que tout appel à la technique rend notre vie meilleure au lieu de la dégrader. Les bonnes intentions ne suffisent pas : nous devons nous considérer responsables des conséquences. Cette forme de soin repose sur l'exercice d'un libre arbitre et s'épanouit dans le cadre d'une relation.

En 1848, un monde où notre identité se définissait d'abord par notre famille, notre clan ou notre tribu laissait place à des appartenances nationales ou de classe. Face aux défis qui s'imposent à nous aujourd'hui, c'est à notre humanité que nous devons allégeance, sans quoi certains d'entre nous risquent d'être exterminés. Et l'humanité de tous en sera diminuée.

TABLE DES ILLUSTRATIONS

Toutes les illustrations © Billiam James sauf exceptions telles qu'indiqué ci-avant.

À propos de David Healy

David Healy est psychiatre, pharmacologue, scientifique et écrivain. Il travaille pour le département de médecine familiale de l'université McMaster (Canada). Il a cofondé RxISK.org, site internet de recension des effets secondaires, et la Samizdat Health Writer's Co-operative Inc. Ses recherches portent sur les problèmes liés aux traitements et sur l'histoire des traitements physiques en médecine. Il a écrit plus de 200 articles scientifiques, 200 autres articles et 24 livres, parmi lesquels *Le Temps des antidépresseurs*, *Let Them Eat Prozac* et *Pharmageddon*.

Ce qu'ils disent de La santé décapitée

« David Healy est connu et respecté pour ses critiques acerbes des problèmes liés à la psychopharmacologie. Dans ce livre, il élargit encore son propos. À ses yeux, les défaillances du système médical moderne expliquent l'un des événements les plus importants et pourtant négligés de notre époque : la chute brutale, ces dernières années, de l'espérance de vie dans les sociétés industrielles avancées, notamment la Grande-Bretagne et les États-Unis. »

Andrew Scull, auteur de **Madness in Civilization**

« Voici un livre important et qui suscite la réflexion… Dans **La santé décapitée**, *David Healy livre aux lecteurs un bref aperçu de l'histoire des "soins" et dévoile comment, à l'époque moderne, le commerce et l'adoption par une profession d'une supposée "médecine fondée sur les preuves" a conduit à des soins médicaux qui pèchent par excès de médication, excès de diagnostic, avec des effets délétères sur notre santé. »*

*Robert Whitaker, auteur d'***Anatomy of an Epidemic**